めざせ、幸せな
長生きさん！

わがまま養生訓

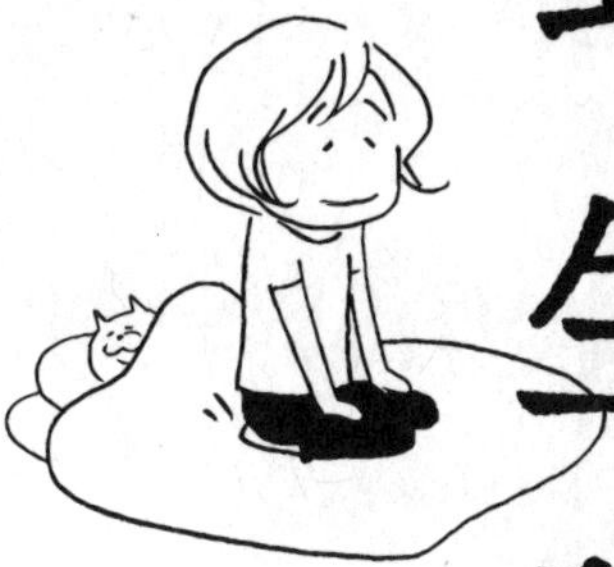

薬剤師
日本漢方養生学協会理事長
鈴木養平 著
薬日本堂 監修
上田惣子 作画

フォレスト出版

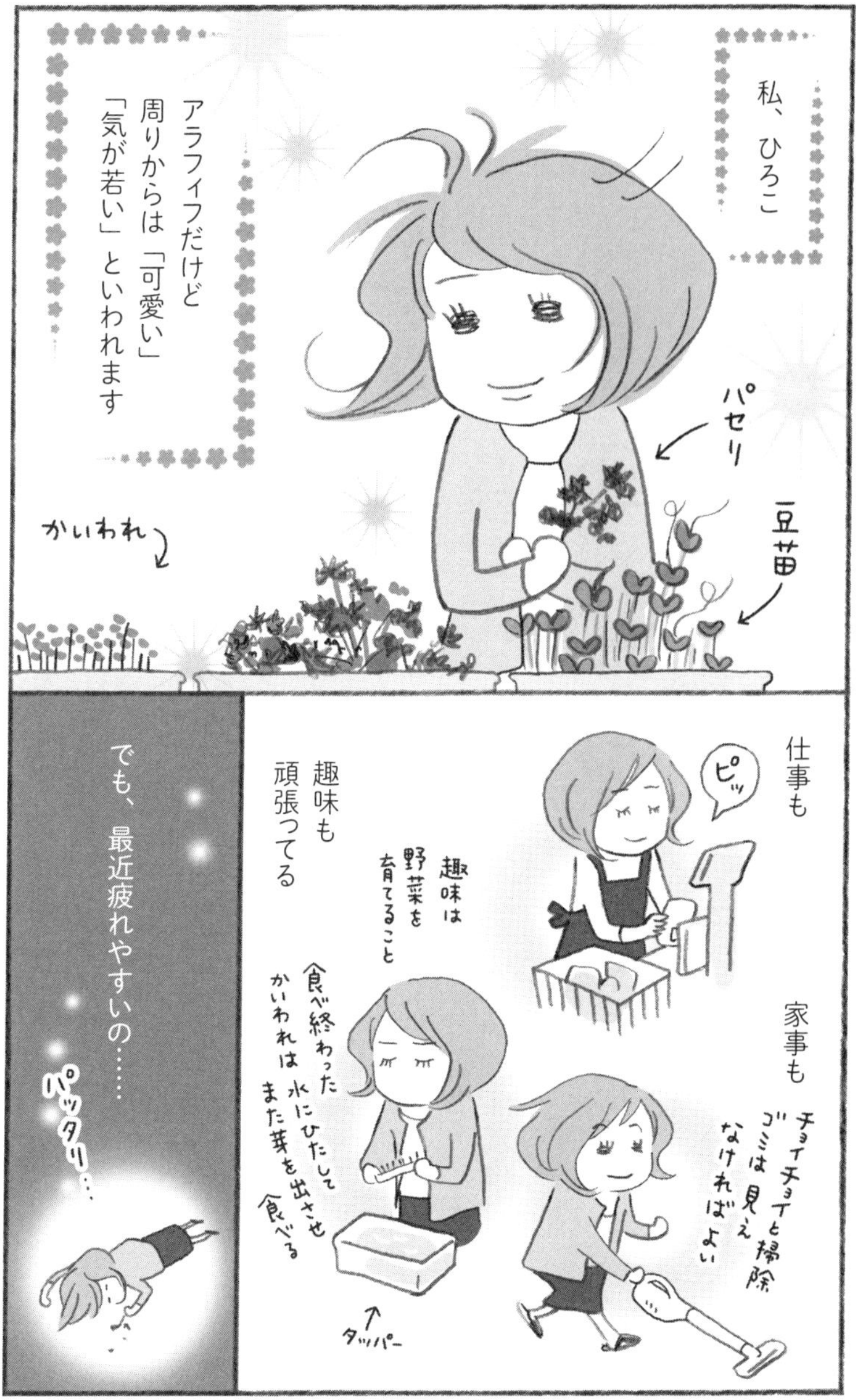
私、ひろこ
アラフィフだけど
周りからは「可愛い」
「気が若い」といわれます
パセリ
豆苗
かいわれ
仕事も
ピッ
家事も
チョイチョイと掃除
ゴミは見えなければよい
趣味も
頑張ってる
趣味は野菜を育てること
食べ終わった
かいわれは水にひたして
また芽を出させ
食べる
タッパー
でも、最近疲れやすいの……
パッタリ…

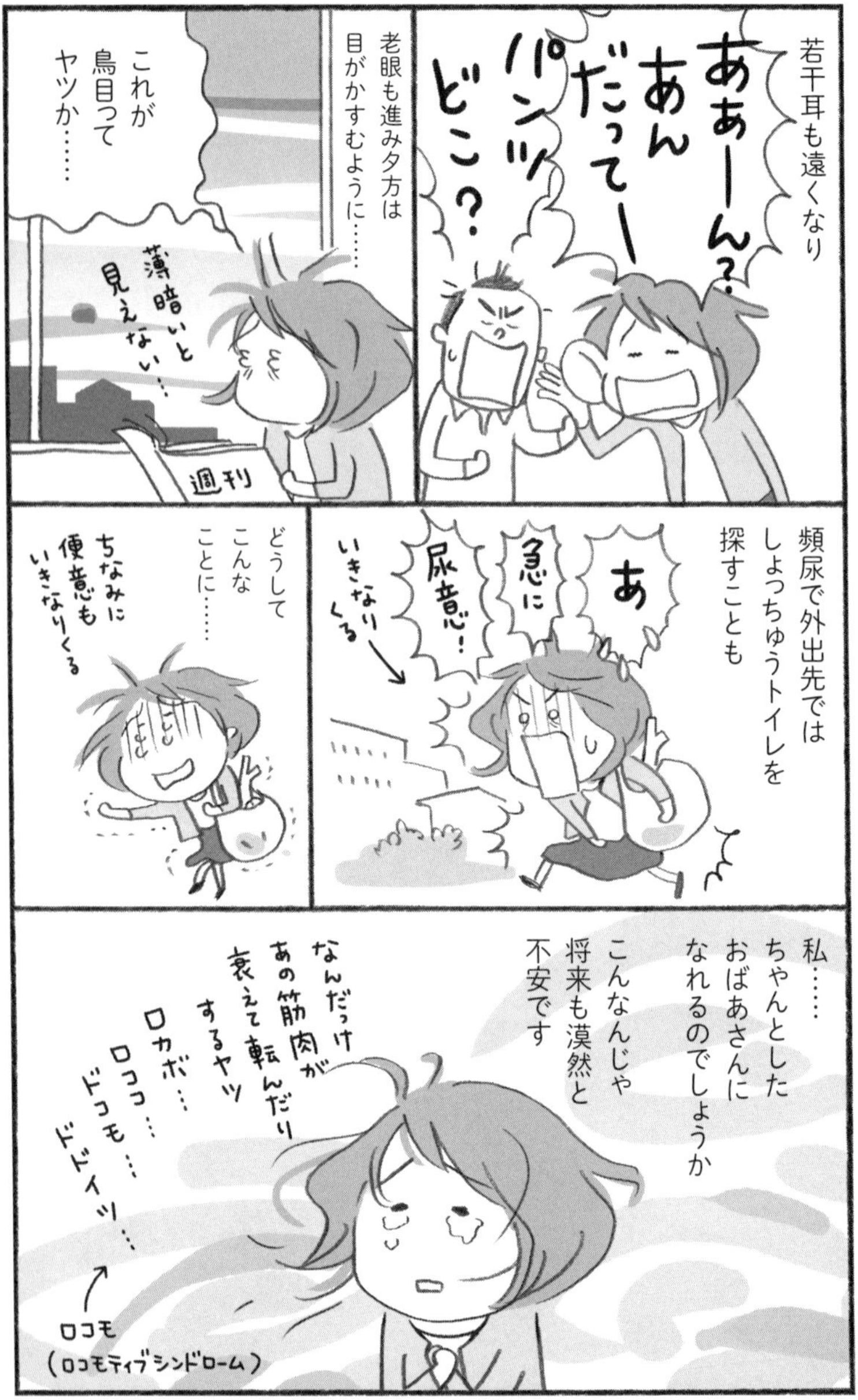

若干耳も遠くなり
あぁーん??
あんだってー
パンツどこ?
老眼も進み夕方は目がかすむように……
これが鳥目ってヤツか……
薄暗いと見えない…
週刊
頻尿で外出先ではしょっちゅうトイレを探すことも
あ
急に
尿意!
いきなりくる
どうしてこんなことに……
ちなみに便意もいきなりくる
私……ちゃんとしたおばあさんになれるのでしょうか
こんなんじゃ将来も漠然と不安です
なんだっけあの筋肉が衰えて転んだりするヤツ
ロカボ…
ロココ…
ドコモ…
ドドイツ…
ロコモ
(ロコモティブシンドローム)

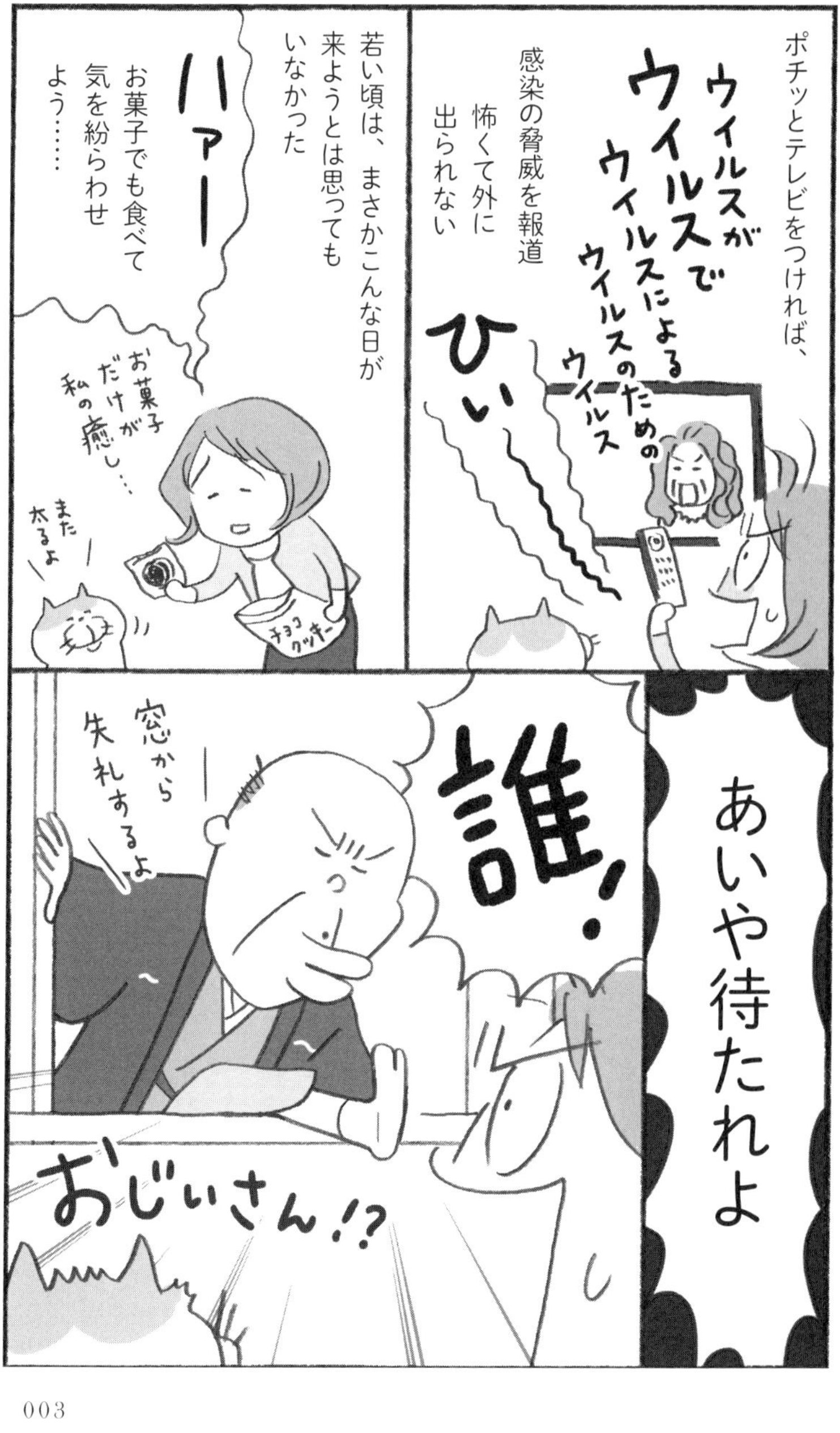
ポチッとテレビをつければ、
ウイルスが
ウイルスで
ウイルスによる
ウイルスのための
ウイルス
感染の脅威を報道
怖くて外に出られない
ひぃ〜
若い頃は、まさかこんな日が来ようとは思ってもいなかった
ハァー
お菓子でも食べて気を紛らわせよう……
お菓子だけが私の癒し…
また太るよ
チョコクッキー
あいや待たれよ
誰!
窓から失礼するよ
おじいさん!?

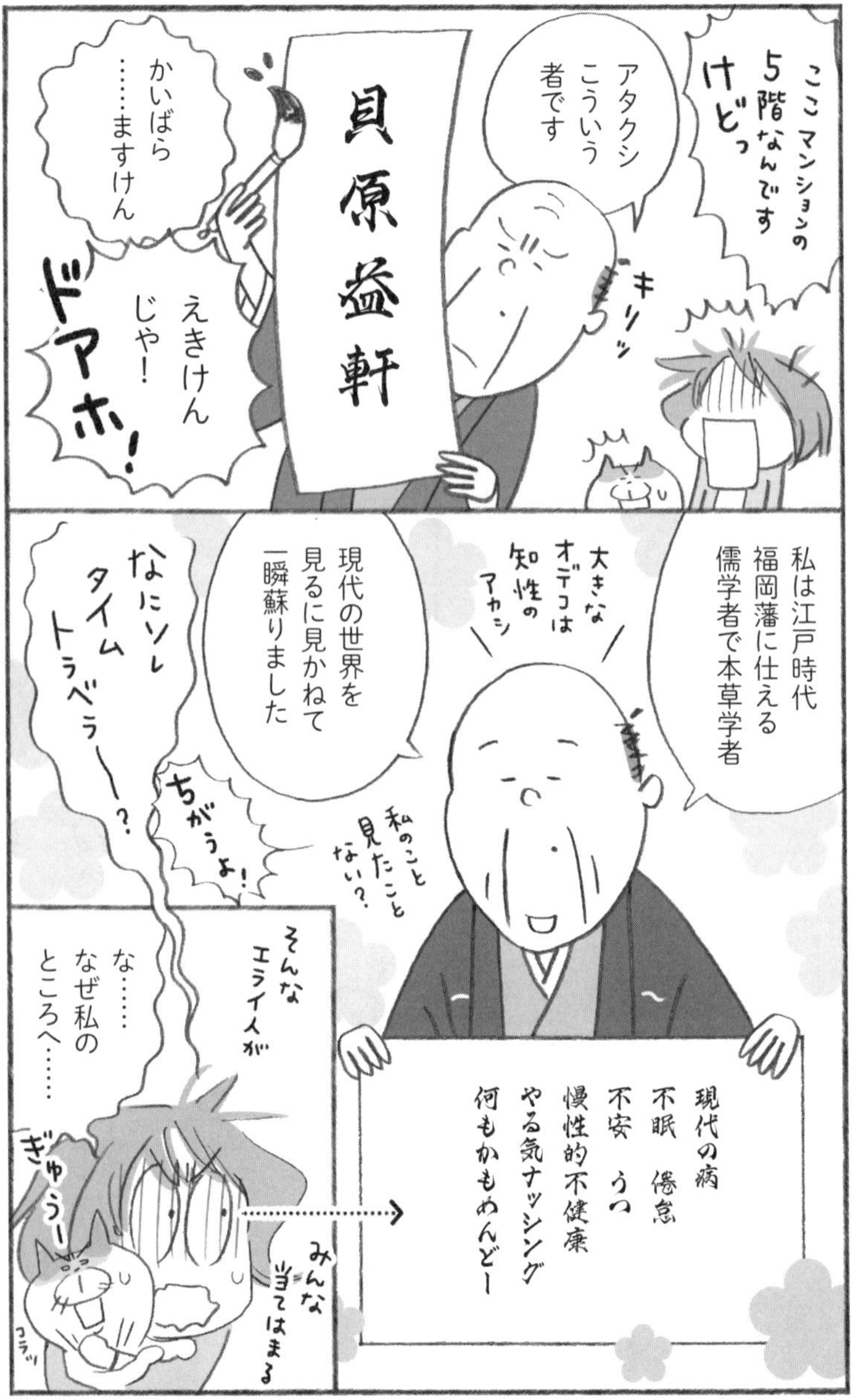
ここマンションの5階なんですけどっ
アタクシこういう者です
貝原益軒
キリッ
かいばら……ますけん
えきけんじゃ!
ドアホ!
私は江戸時代福岡藩に仕える儒学者で本草学者
大きなオデコは知性のアカシ
現代の世界を見るに見かねて一瞬蘇りました
なにソレタイムトラベラー〜?
ちがうよ!
私のこと見たことない?
現代の病
不眠 倦怠
不安 うつ
慢性的不健康
やる気ナッシング
何もかもめんどー
そんなエライ人が
な……なぜ私のところへ……
ぎゅうー
みんな当てはまる
コラッ

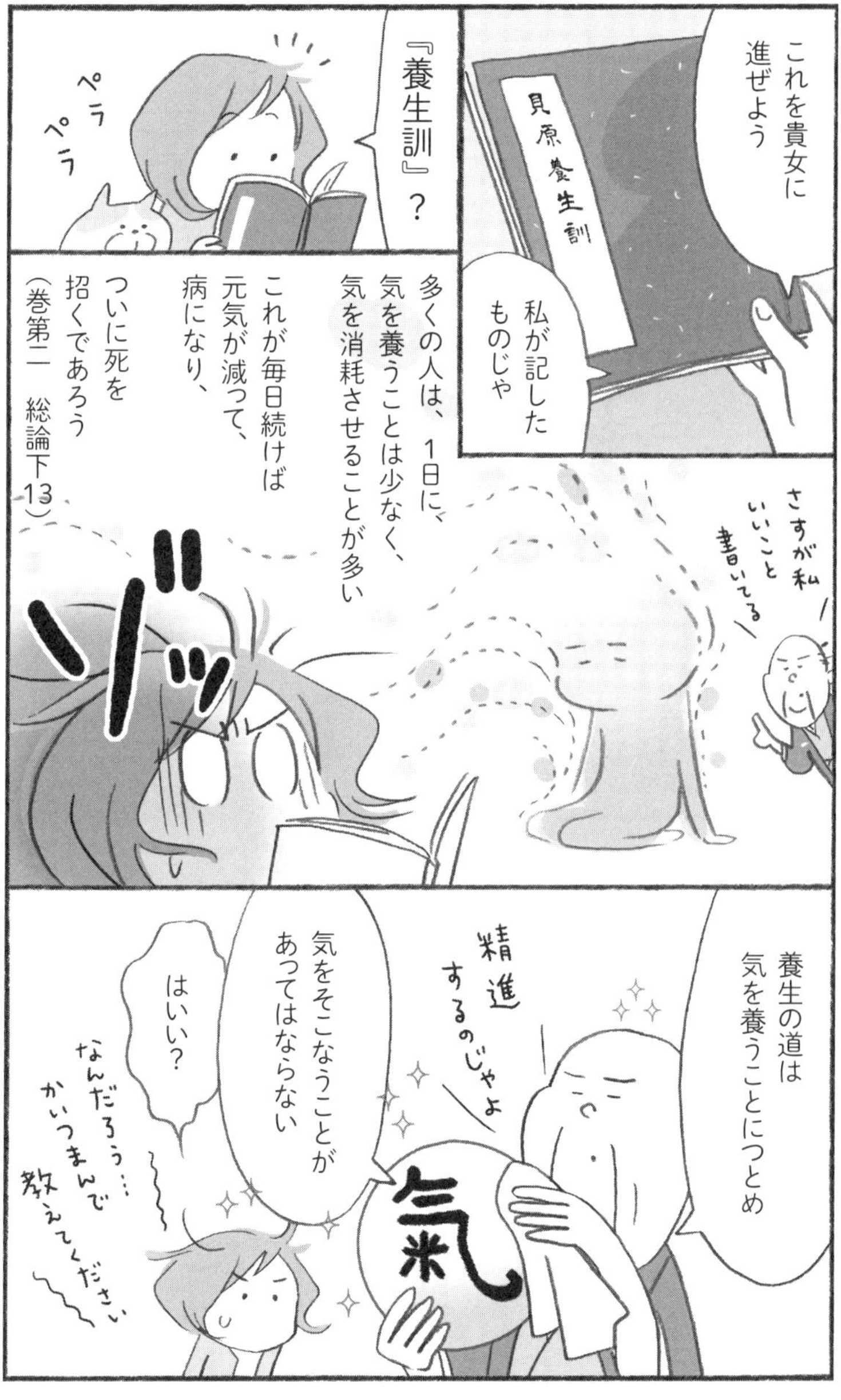
これを貴女に進ぜよう
貝原養生訓
私が記したものじゃ
『養生訓』？
ペラペラ
多くの人は、1日に、気を養うことは少なく、気を消耗させることが多い
これが毎日続けば元気が減って、病になり、ついに死を招くであろう
（巻第二　総論下13）
さすが私いいこと書いてる
ゾッ
養生の道は気を養うことにつとめ
気をそこなうことがあってはならない
精進するのじゃよ
氣
はいい？
なんだろう…かいつまんで教えてください

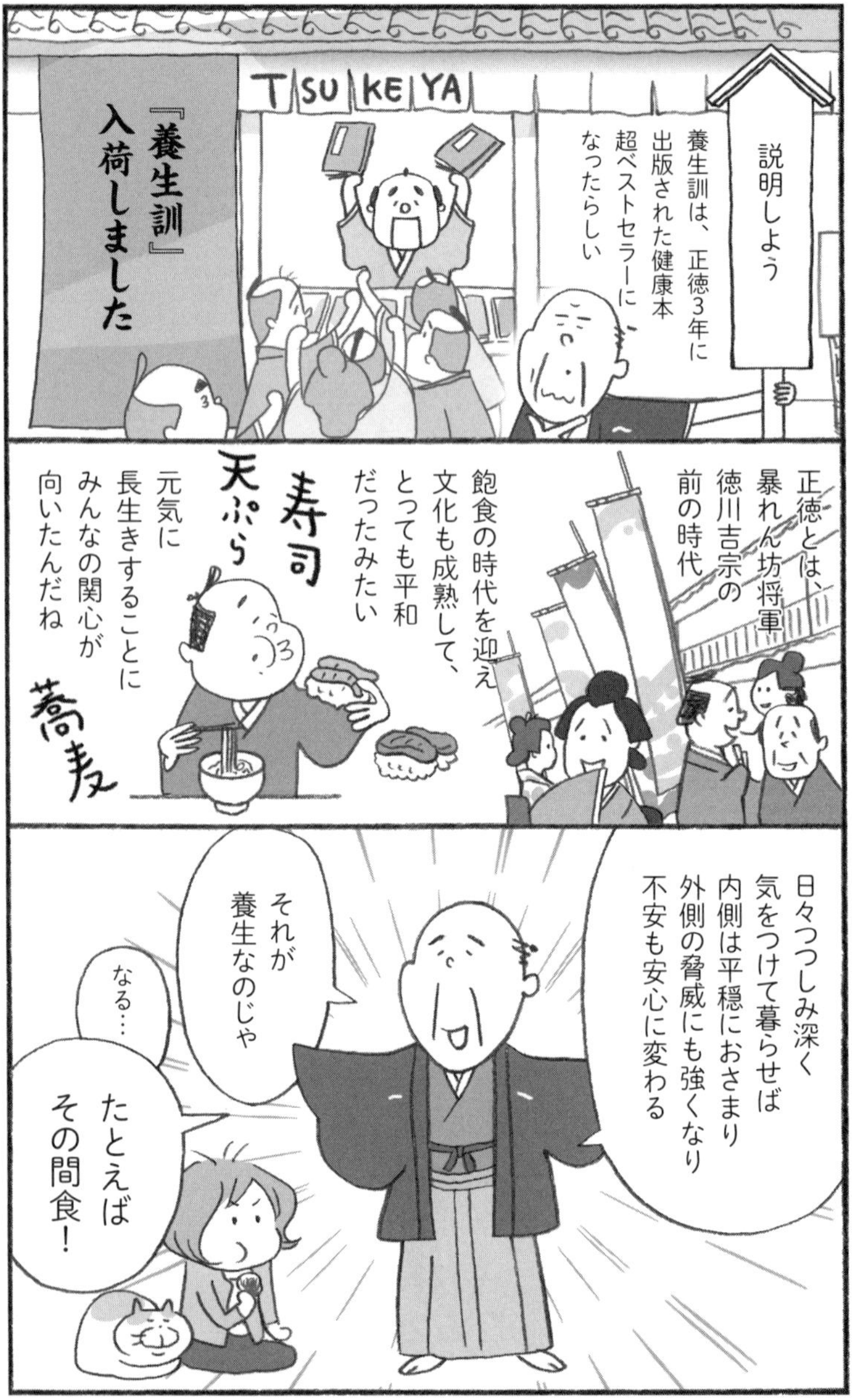

説明しよう
養生訓は、正徳3年に出版された健康本超ベストセラーになったらしい
TSUKEYA
『養生訓』入荷しました
正徳とは、暴れん坊将軍徳川吉宗の前の時代
飽食の時代を迎え文化も成熟して、とっても平和だったみたい
寿司
天ぷら
元気に長生きすることにみんなの関心が向いたんだね
蕎麦
日々つつしみ深く気をつけて暮らせば内側は平穏におさまり外側の脅威にも強くなり不安も安心に変わる
それが養生なのじゃ
なる…
たとえばその間食!

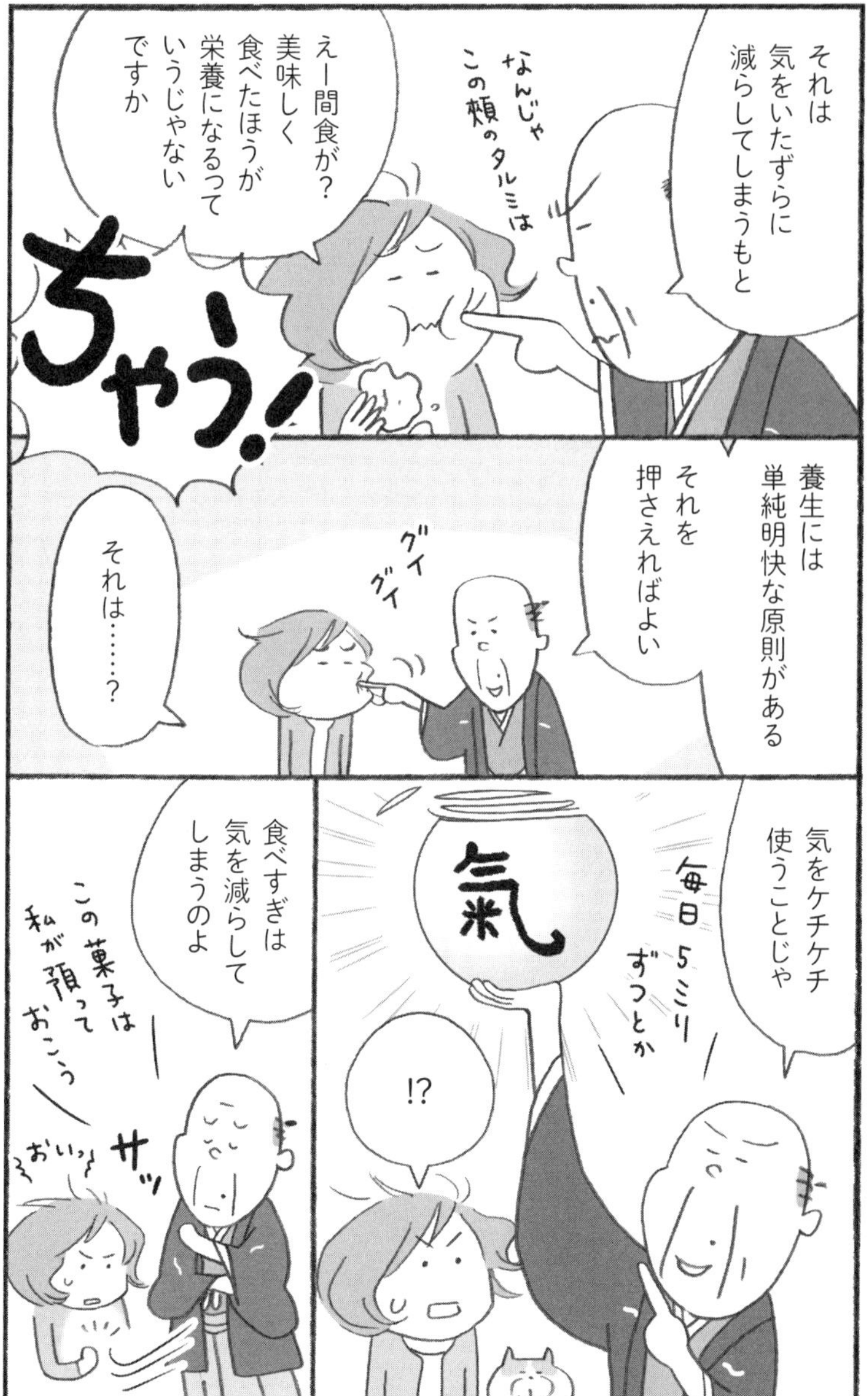
それは気をいたずらに減らしてしまうもと
なんじゃこの頬のタルミは
えー間食が？美味しく食べたほうが栄養になるっていうじゃないですか
ちゃう！
養生には単純明快な原則がある
それを押さえればよい
グイグイ
それは……？
気をケチケチ使うことじゃ
毎日5ミリずつとか
氣
!?
食べすぎは気を減らしてしまうのよ
この菓子は私が預っておこう
サッ
おいっ

はじめに

自分の幸せと健康を最優先に！かしこい「わがままさん」になりましょう

仕事や家族、さまざまなおつき合いや趣味……。大人の女性は全方向に頑張っています。

しかし、関わる人々の都合やのっぴきならない予定に振り回されて、ついつい自分のことは後回し、無理をすることは少なくありません。今は頑張れても、そのツケはやがてジワジワとからだに影響してきます。

疲れがとれない、冷え、むくみ、体重が減らない、ぐっすり眠れない、ホルモンバランスの乱れなど、これらは立派な未病《みびょう》のサイン。そんなからだからのメッセージを受け取って、どうしていいかわからないままになっている方が増えているのです。

あなたは自分のからだ（健康）を最優先に生活していますか？

「どうすれば一生元気で長生きできるのか」

そんなことを真剣に考えた人が、江戸時代にいました。

人生50年時代だった当時、その人は頭も明晰《めいせき》なまま、寝たきりにもならず、一生現役で、晩年に本のベストセラーまで飛ばし、85歳まで長生きしました。

それが貝原益軒《かいばらえきけん》です。

養生とは生命《いのち》を養うこと。

儒学者で本草《ほんぞう》学者でもあった益軒は、自分の知識と体験を『養生訓』という一冊の本にまとめました。この健康本は、出版するや江戸の大ベストセラーになり、３００年以上経った今でも読み継がれ、実践されています。

本書は、その『養生訓』から50の知恵を取り上げ、上田惣子さんの漫画も交えながら、漢方の視点から解説しています。

解説するのは私、鈴木養平と申します。薬剤師であり、日本漢方養生学協会理事長もつとめさせていただいています。

私は25年以上、漢方専門相談薬局である薬日本堂《くすりにほんどう》株式会社に勤務しています。お客様の漢方相談や、薬日本堂漢方スクールでの漢方養生指導士育成、漢方・養生に関するセミナー講師のほか、社員教育、広報、商品開発などもおこなっています。

漢方とは、漢方薬のことだけではありません。

漢方とは、中国古来の自然哲学に基づく医学・薬学・養生学のこと。日本で独自に発展してきた伝統医療です。

薬日本堂が提案するのは、「大自然医薬養生学」です。これは、一人ひとりが心身ともに健康に生きるための智慧《ちえ》＝「養生の基本」を独自に集大成した実践的な学問体系です。

一に養生、二に漢方。
自分の健康は自分でつくる。
この主体的で前向きな養生の考え方や知識を少しでも広げたいと思っています。

私が『養生訓』を深く学ぶようになったのは、作家である山崎光夫先生と親しくさせていただくようになってからです。実践してみると、養生の奥深さや面白さに目覚め、『養生訓』の魅力に引き込まれていきました。そして、『養生訓』を参考にしながら、養生指導やセミナーをおこなうようになったのです。

私たちは2020年から新型コロナウイルスをきっかけに、ニューノーマルな生き方へとシフトしました。「自分の健康を守るのは自分しかいない」と改めて思った人も少なくないと思います。しかし『養生訓』が伝えているのは、守りの生き方だけではありません。

人生100年時代となり、定年を迎えても、まだ現役人生は続きます。近い将来、120歳まで生きるのも不可能ではないとさえいわれています。

しかし、どんなに長生きをしても、健康でなければ意味がありません。

『養生訓』は、健康を守るだけでなく、積極的に生きるためのヒントがあります。

あなたの生涯現役人生に、きっと役立つでしょう。

鈴木養平

もくじ

其の参 季節の養生

其の四 こころ穏やかになるための五感のトリセツ

其の伍 生活習慣が人生をつくる！

其の（六）健康パートナーとともに体調を整えよう

其の（七）まとめ

コラム

プロローグ

貝原益軒と『養生訓』

貝原益軒はどんな人？

貝原益軒《かいばらえきけん》は、江戸時代の儒学者であり、本草学者（博物学者）です。福岡に生まれ、筑前国福岡藩に仕えました。執筆活動も精力的におこない多くの著書を残しています。もっとも有名なのは『養生訓』。ほかに『大和本草《やまとほんぞう》』『大和俗訓《やまとぞくくん》』『和俗童子訓《わぞくどうじくん》』『楽訓《らくくん》』『五常訓《ごじょうくん》』『家道訓《かどうくん》』などがあります。

儒学、本草学（博物学）、地理、農業、文学、政治、医学など、さまざまな分野に造詣《ぞうけい》が深かったため、幕末に来日したドイツの医師・シーボルトからは、「日本のアリストテレス」とも評されました。

益軒は、幼い頃からからだが弱く、とくに胃腸の調子を崩しやすかったといいます。若いときに父から医学の心得を教わり、また漢籍にも範を求め、日々の生き方に反映させせました。

39歳のとき、22歳も若い妻、初《はつ》（のちに東軒と名乗る）を迎えました。このとき妻は17歳。益軒以上に病弱でした。胃腸の病気やうつなどを抱え、何度も生死をさまよいます。

こうした妻の存在もあり、益軒はさらなる健康法を模索するようになりました。初自身も養生を実践し、健康問題を克服。晩年は夫婦で全国を旅するまでになったようです。

若い頃の益軒は、藩主の怒りに触れて7年間の浪人生活を送るなど不遇をかこつこともありました。しかし藩医として帰藩すると30代半ばから頭角をあらわし、医学の分野を超えて活躍しました。

71歳で職を退いたあとも精力的に執筆活動をおこないました。そんななかで生まれたのが『養生訓』です。

『養生訓』を発表した翌年、初は62歳で亡くなり、その数か月後に益軒自身も85歳で亡くなりました。

50歳をきっていた当時の平均寿命を上回り、生涯現役で活動できたのは、日々の養生があってのことでしょう。

『養生訓』はどんな本？

益軒83歳の著作『養生訓』は、彼の集大成といえます。

養生の道に始まり、飲食、お酒、お茶、タバコ、色欲、五官、居住、睡眠、あんま、大小便、入浴、病気の予防、医者と医術、薬の用い方、老人・小児の養生、鍼灸《しんきゅう》療法まで、さまざまな角度から健康になる方法を網羅しています。

益軒は、学問を机上のものとして終わらせず、実践して体得することを大切にしていました。『養生訓』も、日々の生活習慣について非常に具体的で、すぐに試せるものばかりです。また、庶民でも理解できるようにわかりやすい文体で執筆したこともあり、『養生訓』はたちまちベストセラーになりました。

その魅力は、単なる健康法を超えて、生き方にまで言及していること。300年を超えた今でも学ぶべきことは少なくありません。

現代でも『養生訓』が通用するのは、食べ方、働き方、休み方において、自分の人生をほどよく管理しながら楽しく暮らしていく姿勢が書かれているからです。常識や周囲の目がどうあれ、自分に合った養生をしていけば、ちょうどよいバランスで心身の状態が保たれるでしょう。

病気や不調をいたずらに怖がるのではなく、できることをやっていくことが大切。その智慧が、『養生訓』にはあります。

本書の読み方

この本は、忙しすぎて自分のことが後回しになっている現代人のために、貝原益軒の『養生訓』から独自にポイントをピックアップし、私、鈴木養平が、漢方の解説を交えながらお伝えするものです。

文中に〝私〟と記述してあるのは、本書の著者である鈴木のことです。

「」でくくった部分は、基本的に『養生訓』を現代語に意訳したものです。

原書は重複部分も多いため、わかりやすく独自に編集しています。

原文の引用は、岩波文庫の『養生訓』をベースにしています。ただし、原文の意味を味わっていただくために、読みやすくなるよう、漢字や送り仮名は現代の標準的な表記に変更してあります。

出典元に関して、原本に節ノンブルはありませんが、便宜上数字で割り振っています。

其の

壱

養生にコミットする!

そもそもなぜ養生すべきなのか、
そして養生とは何なのか。
儒学者であり本草学者でもあった貝原益軒が、
養生の道を説きます。

01

長生きしてこそ人生を味わうことができる。晩年ほど楽しみが多くなるから養生が必要なのです。

人の身は父母を本《もと》とし、天地を初めとす。天地父母のめぐみをうけて生まれ、また養われたるわが身なれば、わが私《わたくし》の物にあらず。天地の御賜物《みたまもの》、父母の残せる身なれば、つつしんでよく養いて、損ないやぶれず。（巻第一　総論上1）

「そもそも人間は、天地の恵みを受け、両親のもとに生まれてきます。ですからこの身は自分だけのものではありません。天地と両親からいただいた尊いからだであるから、つつしんで大切にして、天寿をまっとうできるようにこころがけなければなりません」

このように『養生訓』は始まります。

健康に気をつけていれば、だいたいの人は長生きができます。健康を損ねるのは、養生の道を知らないからです。

人はどれほど長生きをしたとしても100年前後。地球や宇宙の命の長さを思えば、何と短いことでしょう。その短い命を、自分の不養生でさらに短くするのはもったいないではありませんか。

では、何のために長生きをするのでしょうか。益軒はこういっています。

「真に人生を味わうには長生きが必要です。

若い頃は智慧もなく、言動に間違いも多く、後悔する生き方をしてしまいがちです。人生の道理や楽しみにも気づきません。

しかし、ようやく50歳を超え、60代になれば、楽しみもよいことも多くなります。日々知らないことを学び、知識も増えていくのです」

無駄にエネルギーを浪費すれば短命になり、人生が何たるかを知らないまま人生を終えてしまいます。

ゆっくり衰えて、いい年のとりかたをすること。それが養生の目的なのです。

02

からだの弱い人でも養生すれば長生きできる。気を浪費しない「省エネ生活」を送ろう。

気を養うに嗇《しょく》の字を用ゆべし。（巻第二　総論下33）

「気を養うには、嗇を心がけましょう」

嗇とは惜しむこと。

そして、気とは生命エネルギーのこと。

人は両親から先天《せんてん》の気をもらって生まれてきます。また、生まれてから食べ物と呼吸で養っていくものを後天《こうてん》の気といいます。先天の気と後天の気によって元気が養われます。

この元気を無駄に使わず、「気の省エネ生活」を送ることが養生の道になります。

「生まれつき元気で丈夫な人も、養生法を知らず、一日中無理をして、精力を消耗すれば、与えられた天寿をまっとうせず、早死にしてしまいます。

しかし、もともと虚弱で多病の人も、養生の術を守って保養すれば、長生きする。そういう人も世間には存在します。

そもそも生まれつき短命という人はほとんどいないのだから、しっかり養生してください」

若いときは、生命エネルギーである気が有り余っていますから、眠らなくても、好きなだけ飲み食いしても、何とかなってしまうものです。だからといって無理をしては、せっかくの気を無駄に浪費しています。

「老いてからだが衰えてから養生するのは、財産があるときにお金を使いまくり、財産が無くなってからあわてて倹約をはじめるようなものです」

養生に年齢は関係ありません。若くて健康なときから養生をするのがよく、元気も惜しんで使うのがよいのです。

もともとからだの弱かった益軒が85歳まで生きたのですから、この言葉には説得力があります。

03

病気とは愚鈍な君主のもとで起こる「内乱」のようなもの。健全であるためには行動のルールや方針が大切。

保養を用いずして、ただ薬と鍼・灸を用いて病を攻むるは、たとえば国を治むるに徳を用いず、下を治むる道なく、臣民恨み反むきて、乱を起こすを鎮めんとて、兵を用いて戦うがごとし。（巻第一　総論上16）

「養生もせずに、薬や鍼灸で病を治そうとするのは、たとえていえば、人望を持ち合わせず、ルールもなく、政治をする君主に、国民が反乱を起こしたのを、軍隊で鎮圧するようなものです」

わが身を健康に保つことと、国を治めることは同じ。儒学者だった益軒はこう考えました。

気分に任せて好き勝手に生活していては、からだが「このままではまずい!」と反乱を起こしてしまい、さまざまな未病の症状があらわれます。それを薬で無理に抑えつけても、根本的な解決にはならないのです。

「人望があり、ルールのもとに政治をおこない、国民を大切にする君主であれば、国民は自然と尊敬し、反乱も起こさないはずです」

政治も健康も、徳に基づく行動規範が必要です。

論語に「子いわく、人にして遠き慮《はか》り無ければ、必ず近き憂い有り」という言葉があります。これは、遠い将来の備えをしないままでは、必ず近い未来に問題が起こる、という意味です。

からだを整えて健康に保つことは、何億というお金を得るよりも貴重です。

未来を見据えながら、「気を無駄に減らさない」という指針のもと、「つつしみ深く」というルールを守って、今日一日を暮らしていく。簡単にいえば、これが養生の要なのです。

04

養生の基本は「内側の反乱」を少なくし「外側の脅威」に備えること。

内欲をこらえて、少なくし、外邪を恐れて防ぐ。
これをもって元気を損なわず、
病なくして天年を永く保《たも》つべし。（巻第一　総論上4）

「内なる欲望を少なくし、外の脅威を防ぐ。これが元気を損なわず、病もせず、長生きする秘訣です」

私たちのからだには、内側と外側にそれぞれ敵がいます。

からだの内側にいる敵は、飲食の欲、性欲、睡眠欲、七情《しちじょう》（怒、喜、思、悲、憂、恐、驚）。

からだの外側にいる敵は、天の四気（風、暑、湿、寒）。現代であれば、ウイルスや菌、ストレスを与える環境などもあるでしょう。

こうした内外の敵を克服するのに、5つの指針があります。

一、**心**《こころ》を穏やかに整える
二、**食**は控えめに
三、昼はこまめに**動**く
四、夜は**休**息する
五、**環**境に備える

まずはこころ穏やかに平和を保ちます。

次に、食事に気をつけて、少食をこころがけること。

昼間はこまめにからだを動かし、夜はしっかり休息する。

季節に合わせ、暑さ寒さ、湿気や乾燥とうまくつき合うこと。

とてもシンプルではありませんか。

それでは、このあと、5つの指針である心、食、動、休、環について詳しく説明します。

05

養生はスキル。目的を知りやり方を習熟するほど面白くなってくる。

人の身のわざ多し。その事をつとむるみちを術《じゅつ》という。よろずのわざ、つとめならうべき術あり。その術を知らざれば、その事を成しがたし。(巻第一　総論上25)

「人にはさまざまなスキルがあります。それぞれにおこなうやり方があり、それを術といいます。それらは習わなければ身につきません。やり方を知らなければ、何かを成し遂げようと思っても困難なのです」

養生もスキルです。やり方を学習しなければ身につきません。生涯元気に生きていこうと思ったら、養生の方法を学ぶ必要があります。

益軒はこういっています。

「ある人が、『養生とは飲食と色欲を慎むこと、というのはわかっているんだけど、どうしても野放図になりがちで、実践するのは難しいよね』といいました。思うにこれは、養生の道をよく知らないからです。よく知れば、養生の道を実践せずにはいられなくなります」（巻第二　総論下37）

からだによくないとわかっていても好きなものは止められない、というのは今も昔も変わりません。しかし、**養生とは何か、どのようにやるのか、どんなメリットがあるのかがわかれば、やらずにはいられない。それほど面白いもの**だと私も思います。なぜなら養生によって、からだもこころもよい方向に変化していくのがわかるからです。

こころを養うこととからだを養うことは同じ一つの道です。

まずは心を整えます。欲や怒りを抑えて、心を鎮め、日々を楽しむこと。そして、生活習慣を整えます。からだによくないことを毎日少しずつおこなえば、それが一年十年と積み重なって大きなダメージになります。できるところから、少しずつ生活を整えていけば、年を重ねても元気を保ち、天寿をまっとうできます。これが物事の道理というものです。

コラム1

漢方の基礎知識

陰陽五行説

東洋の医学や哲学は、基本の思想に支えられています。それを陰陽《いんよう》五《ご》行説《ぎょうせつ》といいます。陰陽五行説は、陰陽論と五行説から成る自然の法則。東洋哲学や東洋医学の根幹となります。

漢方は陰陽五行説をベースに、からだを5つの性質に分類し、陰陽に分けて、状態を推しはかります。そのうち代表的な要素が、気血水であり、五臓です。『養生訓』も、陰陽五行説に基づく養生法が随所にあります。実践するにあたり、まずは漢方の基礎知識を簡単におさえておきましょう。

陰陽論

陰陽論とは、人間を含む自然のすべてが陰と陽から成り立つと考えます。

［陰］月、夜、冬、女、休息、冷……

［陽］日、昼、夏、男、活動、温……

自然界は、陰陽が調和し、めぐることでバランスを保っています。

そして、**自然界の法則とからだの法則は同じ**と考えます。ですから人間のからだも自然界と同じように、陰陽バランスを保っているときが健康なのです。

陰陽バランスが崩れると、自然界では異常気象が、そしてからだでは心身の不

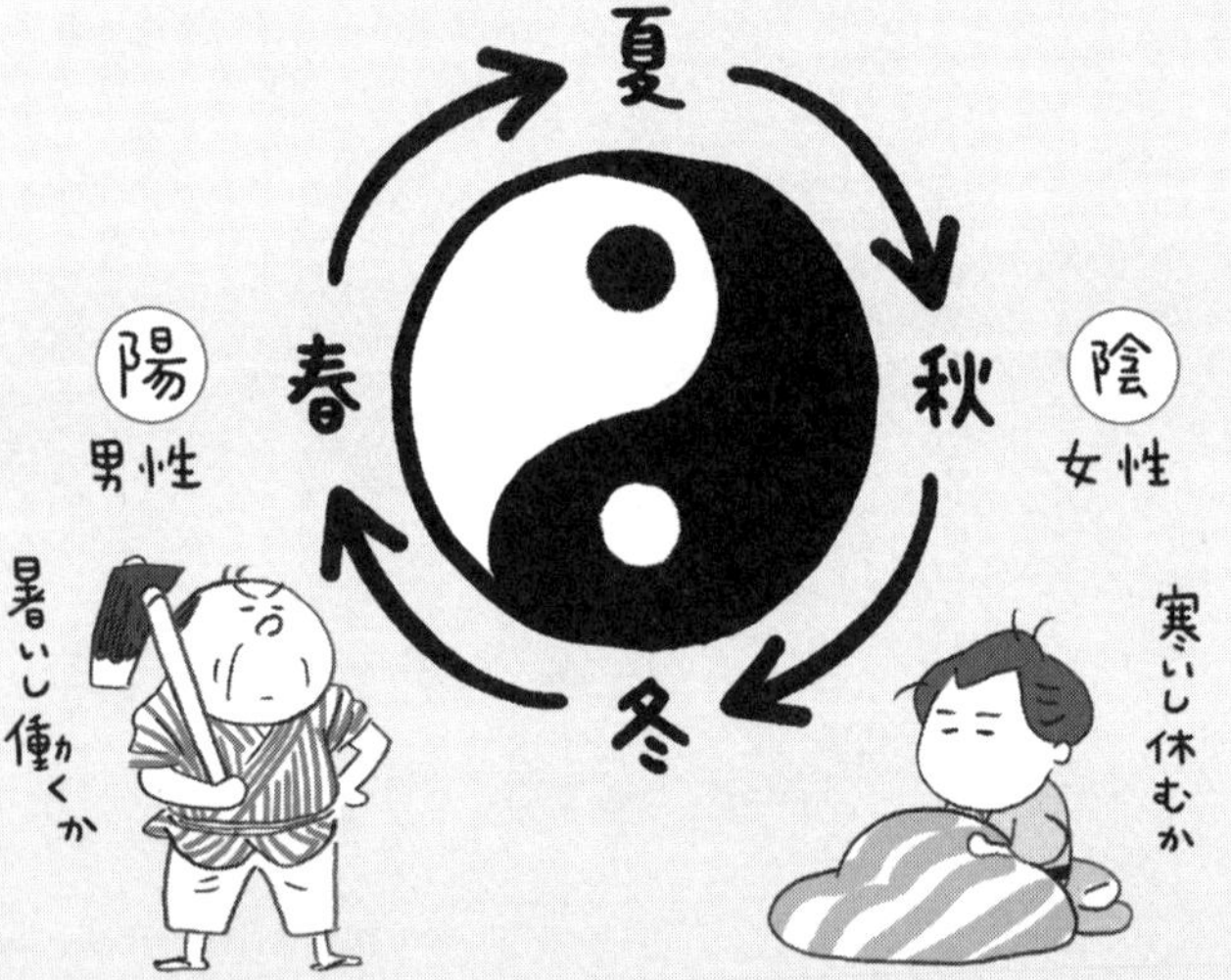

夏
秋
冬
春
陽
男性
陰
女性
暑いし働くか
寒いし休むか

調などが引き起こされます。

五行説

五行説とは、「自然界は木《もく》火《か》土《ど》金《ごん》水《すい》の5つの基本要素から成り立っている」という考え方のこと。

この5つの要素は、互いに助け合い、抑制し合うことでバランスを保っています。

人間のからだも自然界と同じように、5つの要素が互いに助け合い、抑制し合うことで健康バランスを保っています。

五行の特性

木　樹木が成長していくのびやかな様子。円滑、曲げ伸ばし。

火　火のように立ちのぼる様子。炎上や発熱。

土　大地のように受け入れ養育し、腐乱、変化させる。
金　金属のように清涼で汚れにくく、静かな様子。
水　液体は下に流れ、すべてをうるおし、冷やす。

助け合いの関係

木が燃えて火を生む。
火は土を養う。
土から金が出る。
金の表面に水が生じる。
水は木を養う。

抑制の関係

木は土から養分をとる。
土は水の流れを変える。

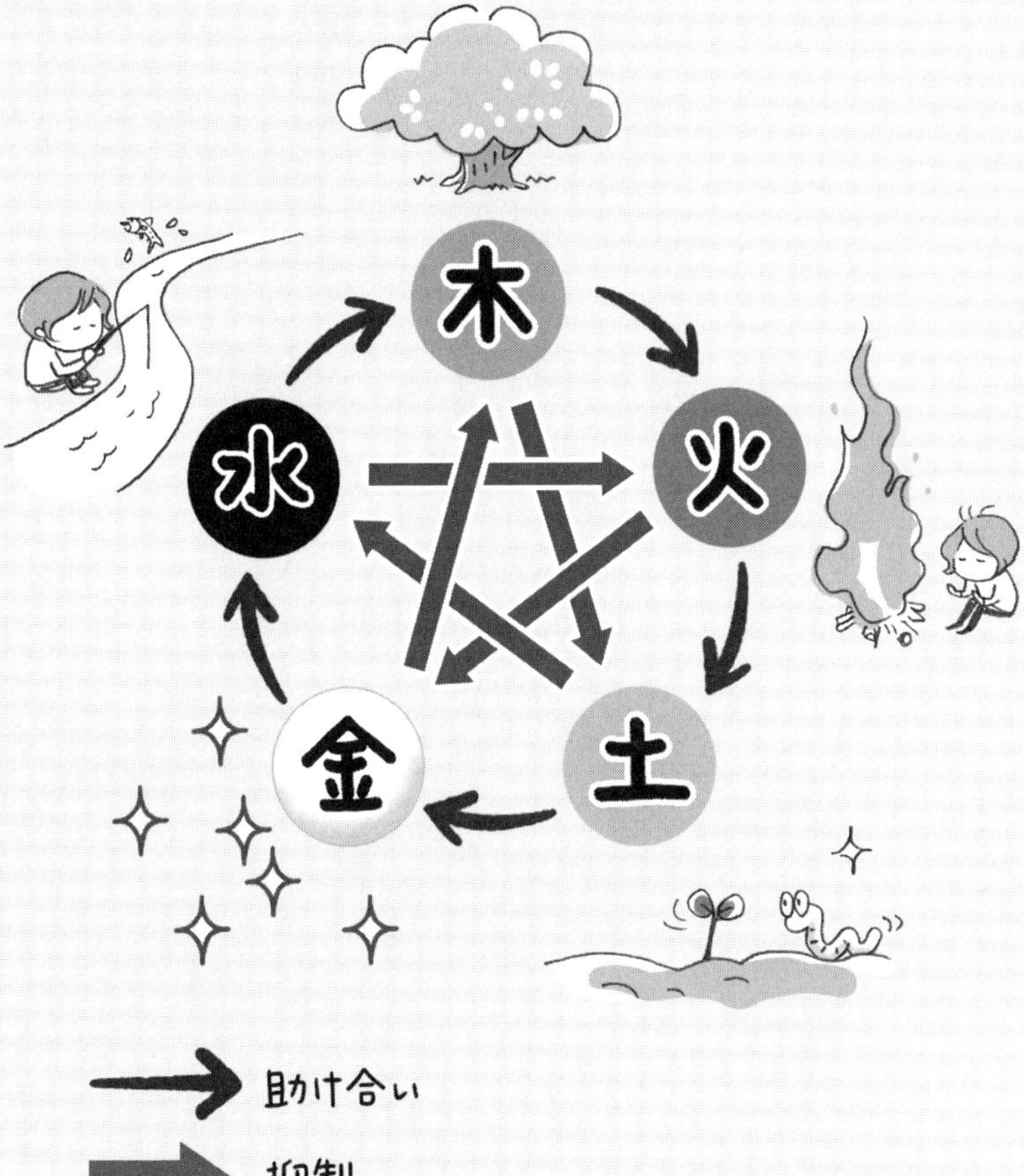
木
火
土
金
水
助け合い
抑制

水は火を弱める。
火は金を柔らかくする。
金は木を剪定する。

五行配当表

漢方では、五行の属性をもとに、からだの要素や自然界を紐付けて分類しています。それらを表にあらわしたものを五行配当表といいます。

五行である木火土金水がバランスをとっているように、からだでは五臓がお互いにかかわり合いながらバランスをとり、健康を保っています。

五臓とは、からだの機能を5つに分類した考えです。

五臓の補佐が五腑であり、経絡でつながっています。

五臓の機能は、五志の感情や五季、五気の影響を受け、バランスを崩せば乱れやすくなります。

五味は五臓が好む味とされます。

五行配当表

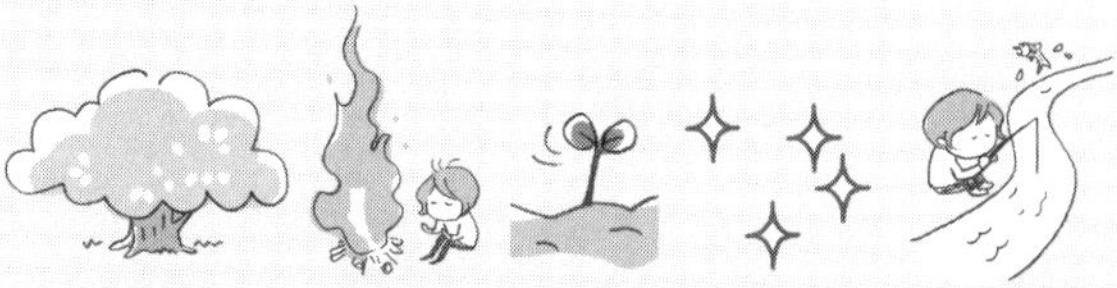

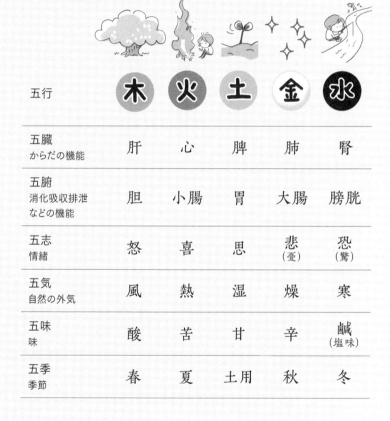

五行	木	火	土	金	水
五臓 からだの機能	肝	心	脾	肺	腎
五腑 消化吸収排泄などの機能	胆	小腸	胃	大腸	膀胱
五志 情緒	怒	喜	思	悲（憂）	恐（驚）
五気 自然の外気	風	熱	湿	燥	寒
五味 味	酸	苦	甘	辛	鹹（塩味）
五季 季節	春	夏	土用	秋	冬

気血水

漢方では、人のからだは気血水《きけつすい》の3つの要素でつくられていると考えます。
気血水は生命とからだを保つ重要な要素です。
「気」は生きる力のもとになるエネルギー。
「血」は全身に栄養を供給する血液。
「水」は全身に潤いを与える水分。
気のことを「陽気」、血と水のことを「陰液」ともいいます。

からだと気血水の関係は、自然界の関係と同じです。
天地の気が充実して隅々までめぐっていれば、天候も安定し、作物が育ちます。しかし、天地の気が不足したり滞ったりすると、暖冬や冷夏などの異常気象、台風や豪雨、豪雪など自然災害が引き起こされます。作物は充分実らず、自然界の生命はやせほそってしまいます。

人のからだも、気血水が充実してめぐりがよければ、全身にエネルギーや栄養が行き届き、元気でいられます。

養生は、気血水のめぐりとバランスを意識することです。もし、気血水のめぐりが滞り、気血水がからだの一部に停滞したり、あるいは不足するとさまざまな不調があらわれます。

ここでは、気血水のはたらきをざっくりと見ていきましょう。より詳細な身体的症状と体質チェック、おすすめの食材は223ページに紹介しています。

気

生きる元気のもと。生命エネルギー。目には見えませんが、日中は体表をめぐってからだを守り、夜は体内をめぐってからだの不具合を修復します。

● 気が足りなくなる（気虚《ききょ》）

気（エネルギー）が不足している。やる気がなくなり、気持ちが落ち込む。疲れやすく、病気になりやすい状態。

● 気のめぐりが悪くなる（気滞《きたい》）

心のバランスを崩しやすいストレス状態。気が滞っている。イライラ、不安感のほか、不眠、自律神経の乱れを引き起こす。

血

血《けつ》は赤い液体のこと。全身に栄養を運びます。また、血は思考の源であり、精神の安定に欠かせません。

● 血が足りなくなる（血虚《けっきょ》）

血が不足し、栄養が全身に行き届かなくなる。栄養不足、睡眠不足によるめまい、ふらつきなどを引き起こす。肌が乾燥しやすく、からだが冷えやすい。

● 血のめぐりが悪くなる（瘀血《おけつ》）

血の流れが滞るため、血がドロドロに。くすみやクマなど顔色が悪くなる。ニキビ、吹き出物が出ることも。また肩こりや腰痛、月経痛などを引き起こす。

水

唾液や汗、涙、リンパ液など血液以外の液体を指し、津液《しんえき》ともいいます。内臓や髪、筋肉などをうるおし、関節の動きをなめらかにします。

● **水が足りなくなる（津虚《しんきょ》）**

からだのうるおいが不足し、乾燥しがち。口の渇き、コロコロ便などを引き起こす。粘膜不足になるため、抵抗力が低下し、花粉症や感染症にかかりやすくなる。

● **水のめぐりが悪くなる（水滞《すいたい》）**

からだに水分が溜まり、むくみやすい。湿疹ができやすくなる。梅雨の時期や雨の日に体調が悪く、嘔吐や下痢、耳鳴りやめまいなどを引き起こす。

五臓のはたらき

五臓とは、肝《かん》心《しん》脾《ひ》肺《はい》腎《じん》の5つのことです。現代医学の臓器と必ずしも一致するものではなく、五臓はからだの生命活動に必要なはたらきや広い機能を5つに分類したものです。

ここでは、五臓のはたらきをざっくり見ていきましょう。

●肝のはたらき

気の流れを調整し、血を貯蔵します。

はたらきが正常であると、気がめぐり情緒が安定します。

はたらきが乱れると、からだのリズムが乱れ、イライラと怒りっぽくなり、栄養が行き届きづらくなります。こむら返りや目の疲れ、爪のひび割れ、婦人科のトラブルなどが起こります。

●心のはたらき

精神、意識のコントロールと血を全身に送るポンプの役割をします。はたらきが正常であると、精神が安定します。はたらきが乱れると、不安な気持ちになったり不眠に陥ったりします。のぼせや動悸《どうき》、血圧が安定しないなどが起こります。

●脾のはたらき

食べ物を消化し元気と栄養をつくります。はたらきが正常であると、気血水が充実します。はたらきが乱れると、消化不良や食欲不振になり気力が湧かず疲れやすくなります。軟便や下痢、口内炎、胃下垂や不正出血などが起こります。『養生訓』では脾胃《ひい》という表現が何回も出てきます。脾胃は消化活動全般を担っています。本書でも、脾胃という言葉を使って説明します。

● 肺のはたらき

呼吸と皮膚、からだの防衛機能を担います。新鮮な気を取り入れ、汚れた気を外に吐き出します。

はたらきが正常であると、抵抗力が高まりかぜを引きません。

はたらきが乱れると、鼻水や鼻づまり、皮膚のトラブル、のどの調子が悪くなります。咳や痰、声の異常やアレルギー症状などが起こります。

● 腎のはたらき

両親から受け継ぐからだを管理します。生命力を蓄え、成長や生殖をコントロールします。

はたらきが正常であると、若々しいからだを維持します。

はたらきが乱れると、足腰の衰えや排尿トラブルなど、老化が早まります。白髪や抜け毛、耳鳴り、更年期の症状などが起こります。

体調を崩したときは、その症状とかかわりの深い五臓の養生を優先します。
また、それぞれの食べ物には、五味や五色の特徴があり、関連する症状や五臓に合わせて食材を選び、生活に取り入れていきます。15（五味・五官　83ページ）、29（七情　145ページ）もあわせてご覧ください。

年齢の養生

漢方では、女性は7の倍数、男性は8の倍数の年齢でからだに変化があらわれると考えます。

女性　7歳、14歳、21歳、28歳、35歳、42歳、49歳、56歳、63歳…

男性　8歳、16歳、24歳、32歳、40歳、48歳、56歳、64歳、72歳…

こうした節目の時期に、急に身長が伸びたり、ホルモンバランスの影響を受けたり、味覚や嗜好が変わったり、体力の衰えを感じたりします。
女性は28歳、男性は32歳でピークを迎え、その後衰えていきます。

其の

弐

飲食は命を支えるみなもと

漢方に薬食同源《やくしょくどうげん》、薬食帰一《やくしょくきいつ》という言葉があります。古来、薬と食材はどちらも食べ物であり、区別はなかったとされています。

何を、どれだけ、どのように食べるのか、あるいは食べないのか。胃腸の弱かった益軒は、『養生訓』で食にかなりのボリュームを割いています。

06

飲食は命を支えるみなもと。何を口に入れるのか充分気をつけなさい。

人の身は元気を天地に受けて生《しょう》ずれども、飲食《いんしょく》の養《やしな》いなければ、元気飢《う》えて命を保ちがたし。元気は生命の本《もと》なり。飲食は生命の養いなり。（巻第三　飲食上1）

「人は天地から元気を受けて生まれてきます。しかし、飲食しないことには元気がなくなり、生命も保てません。元気は生命のおおもとであり、飲食は命を養うおおもとなのです」

飲食の巻に入ると、養生訓はこのように始まります。

漢方で元気を真気《しんき》ともいい、生命エネルギーを意味します。飲食は生命のおおもとなので、人は半日たりとも飲食を欠かすことができません。しかし……。

「飲食は人の大欲です。口と腹は食べたいと望むのです。その欲にまかせて、口と腹の好きにさせると、節度を過ぎて、食べすぎてしまいます。その結果、脾胃を痛《いた》め付け、さまざまな病を引き起こし、生命を奪ってしまうのです」

脾胃は、漢方では消化活動全般を担当する臓腑です（51ページ参照）。脾胃をいかに痛《いた》めず飲食するかが『養生訓』のキモ。食欲のままに飲み食いすることは、脾胃にとって非常に危険なのです。

古人「禍《わざわ》いは口より出《い》で、病は口より入《い》る」といえり。

口の出しいれ、常に慎むべし。（巻第三　飲食上2）

禍いは口より出で、病は口より入る。これは「病は口より入り禍いは口より出ず」ということわざのこと。うっかり失言すると困ったことが起こり、病気は口から入る飲食が原因、という意味です。

「口に入れるものには充分気をつけなさい」

まず自分は何をどれだけ食べているのか、意識してみることから始めてみましょう。

07

少食によって脾胃に隙間が生まれ消化が進み元気もめぐる。

食少なければ、脾胃の中に空処《くうしょ》ありて、元気めぐりやすく、食消化しやすくして、飲食する物、皆身の養いとなる。（巻第三 飲食上58）

「少食にすれば、脾胃は2～3割の隙間が生まれ、元気がめぐりやすく、食べたものを消化しやすくなります。その結果、食べたものはすべてからだの養分となるのです」

脾胃という臓腑は食べ物を消化して栄養をつくります。

しかし、食べすぎて脾胃にスペースがなくなると、消化は滞り、元気のめぐる道もふさぎます。ゆえに、大食いや大酒飲みは短命になりやすいと益軒はいいます。食後に眠くなる人は、脾胃が弱いか食べすぎのことが多いのです。

『養生訓』には**「食べすぎは短命のもと」**と繰り返し出てきます。

というのも、江戸時代も半ばを過ぎると、江戸の人々はのきなみ食べすぎだったからのようです。

かつて1日2食だったのが、社会が成熟するにつれて1日3食になりました。なかには朝昼夕晩と、1日4食の人もいたようです。当時、江戸肥満、武家過食という言葉が流行《はや》ったほど。飽食の時代を迎えていたのです。

老人のにわかに病をうけて死するは、多くは食傷なり。

つつしむべし（巻第三　飲食上30）

「高齢者が急に発病して亡くなるのは、多くが食べすぎによる消化不良や食あたりが原因なので慎むように」

年齢を重ねると脾胃は弱くなります。しかし、食欲は衰えるどころか、食べるだけが楽しみ、などということも少なくありません。

「大きな禍いは、ちょっとした我慢をしないことで起こる」

少食がからだに良いとわかっていても、最初はなかなか実行できないものです。しかし、毎日ひと口だけ食べるのを控えれば、徐々にからだが慣れていきます。そのうち少食がつらいとは思わなくなるでしょう。

08

腹の中を戦場状態にする胃腸薬。使わずに済むよう食を控える。

薬をもちいて食を消化するは、これわが腹中《ふくちゅう》をもって敵・味方の戦場とするなり。（巻第三　飲食上17）

「日本は胃腸薬のＣＭが多いですね」と、中医学の先生にいわれたことがあります。

益軒もいっています。

「中国大陸や朝鮮半島の人々は、比較的脾胃が強く、消化吸収の力が高いので、米や、消化に負担がかかりやすい六蓄の肉（牛、馬、羊、豚、犬、鶏）を食べても、たいてい差しさわりがない。しかし、日本人は違う」

四方を海に囲まれた日本は、湿度が高い国です。高い湿度は消化を担う脾胃を弱めます。その結果、日本人が穀物や肉を多食すると、諸外国の人以上に脾胃に負担をかけてしまいます。

そして、食べすぎによってお腹が苦しくなると、胃腸薬に頼りたくなるのでしょう。しかし、益軒はこう警告しています。

「薬で消化させるのは、さながら、自分の腹の中を敵・味方入り乱れた戦場にするようなものです」

大食《たいしょく》すると、「敵」が領内に乱入し、戦いを挑み、「城」を攻め破ろうとします。そこで薬を飲むと、敵を迎え撃とうと強兵を出して防戦するのと同じです。敵に勝つためには、味方の兵士もたくさん討ち死にすることになります。

強い薬は、敵を攻めると同時に、味方である元気までも攻めてしまうので、敵も味方も乱戦し、元気が減ってしまいます。

ですから、そもそも大食をすべきではない。**食事の量をひかえめにすれば、薬をもちいる必要もなく、腹の中は平和なままです。**なるべく薬を使わずに、予防することで養生をする。これが『養生訓』の基本方針です。

09

1日10時間は何も食べない。消化不良のときは食事を抜いてよし。

朝食いまだ消化せずんば、昼食すべからず。点心など食らうべからず。昼食いまだ消化せずんば、夜食すべからず。前夜の宿食、なお滞らば、翌朝食すべからず。あるいは半減し、酒肉を絶つべし。(巻第三　飲食上27)

「朝食が未消化のときは昼食をしてはいけません。間食もしないことです。昼食が未消化であれば夕食を抜きます。前夜の食事が未消化であれば、翌日は朝食をしてはなりません。あるいは量を半分にして、酒と肉を絶ちなさい」

1〜2回食事を抜いても問題ない、と益軒はいいます。

「しかし、養生法を知らない人は、食滞（＝消化不良）の病のある人にも、『とにかく食べなさい』とすすめます。それが病を重くするのです」

ほとんどの病は食べすぎが原因だと益軒は何度も言及しています。

そもそも食べすぎの人は、消化能力が低下し、内臓の疲労により低体温や肥満になりやすいのです。

私は20代のときに、会社の研修で断食道場に行く機会がありました。そのときの体温は35度台。あきらかな食べ過ぎ生活をしていました。

研修が始まり食事をかなり抑えた2日目から、体温が36度台に上がったのです。内臓が空っぽになったことにより、機能が活性化したのだと思います。

普段から食べない時間を確保するために、次のことをこころがけましょう。

1日24時間を陰陽で考えると、12時間は陽の時間（仕事、活動時間）、そして

12時間は陰の時間（休息、睡眠の時間）です。

現代人は、働きすぎで睡眠時間が少ないといわれていますので、**陰の時間を12時間、最低でも10時間は確保するようにします。**

たとえば、睡眠時間が7時間とすれば、寝る前の3〜5時間前から何も食べずお腹を空っぽにします。お腹がグーッとなるくらいで寝るほうが内臓に負担がかからず、短い睡眠時間でからだがリセットされます。

「何を食べれば健康になるのか」の前に、「何も食べず、五臓を確実に休ませる」ことを優先しましょう。

10

食べたくないものは食べない。好きなものを少しだけ食べれば「薬」になる。

食物《しょくもつ》の気味《きみ》、わが心にかなわざるものは、養いとならず。（巻第三　飲食上44）

「食べる気がしないものは養生にはなりません」

それは、食べればかえって害を及ぼします。たとえ、自分のために手間ひまをかけてつくってもらったものでも、食べたくないと思えば食べてはいけない。

宴席で出されたものなら、自分が食べずに他の人に食べてもらえばよい。無理に自分が食べなくてもいいではないか。そう益軒はいいます。

好《す》けるものは脾胃の好《この》む所なれば補《おぎな》いとなる。（略）されど、好けるままに多食すれば、必ずやぶられ、好まざる物を少し食らうに劣る。好むものを少し食わば益あるべし。（巻第三　飲食上32）

「好物は脾胃が好むものなので、からだを補います。しかし、好きなものを食べすぎれば、必ず傷つき、嫌いなものを少し食べるよりもよくない。好物を少し食べることが有益なのです」

よきほどと思うよりも、ひかえて七八分にてなおも不足と思うとき、早く止《や》むべし。飲食して後には必ず充分に満つるものなり。（巻第三　飲食上16）

「適量と思う前に、腹七〜八分目でストップし、まだ足りないと思うくらいでやめる。そこでやめても、食後に必ず満腹感を感じるものです」

食べているときにお腹いっぱいだと感じたらもう遅い。食後は必ずお腹がはち切れそうになり、病気になる、と益軒はいっています。

スイーツでも肉でも、「もう少し食べたい」というところでやめる。

「飽きるまで食べたあとは禍いが残ります。少しのあいだ欲をこらえればよいだけ。少しだけ飲み食いし、それがうまいということを知ればいいではないですか。それはたくさん飲み食いすることと同じです。そもそも飲食は、腹が満ちるまで食べるものではありません。食べる前に『ひかえめにしよう』と心がければいいのです」

万事ひかえめがよいのです。

11

食事どきに思い出してほしい5つの感謝、ありがたさ。

食するとき、五思あり。（巻第三　飲食上18）

一、誰のおかげで食べることができるのか

幼い頃は、親に養われ、ごはんを食べることができます。人によっては、兄弟や親戚、見知らぬ人から食事を与えられている人もいるでしょう。

大人になれば、社会、あるいは会社や国のおかげで食べていけるのです。農業、工業、商業、いかなる分野で仕事をしている人であっても、根本には、国（社会）があってこそ食べていけるという恩を思うべきです。

二、この食べ物は農家の人がつくってくれたもの

農家の人たちが丹精込めてつくってくれたものをいただくのです。作物が稔《みの》るまでに味わった農家の方たちの苦労を忘れてはいけません。農家の方たちのおかげで、自分で耕すことなくのんびり生きていても、食べる楽しみを享受できるのです。

三、平凡な私でも食べていくことができる

才能や人徳がなくても、正しいおこないをしていなくても、国をおさめる貢

献をしていなくても、こんなに美味しい食事にありつける。その幸せを味わい楽しみましょう。

四、自分より貧しい人がいる

世の中には自分よりも貧しい人がたくさんいます。ひどい食事ですら満足にできない人や、飢えて亡くなってしまう人もいます。私たちはごはんを充分に食べ、飢餓の心配などもありません。これほど大きな幸せがあるでしょうか。

五、大昔を想像してみる

はるか昔、今の私たちが食べているような米などの穀物はありませんでした。当時の人々は、草木の実や、根、葉を食べて、飢えを免れていたのです。また、穀物が栽培されるようになっても、火で調理する知識も技術も充分でなかったでしょうから、美味しくもなく、胃腸も疲れやすかったに違いありません。

ところが今の時代は、柔らかく炊いた白米に、汁物やさまざまなおかずがあり、それらを食べたいだけ食べ、朝夕の食事を堪能しています。お酒だってあります。すると、楽しい気持ちになって、気血のめぐりまでよくなります。

「以上が食事のたびに考えるべき5つのことです。すべてでなくていい、一～二つを代わるがわる思いめぐらせて忘れないようにしたいものです。そうすれば『いただきます』と自然に言葉が出てきます。おのずと姿勢を正して食べるようになりますし、**日々の楽しみも食事のなかに見出《みいだ》せるでしょう**」

宮城の田舎で育った私は、幼い頃に祖父母や両親から「お米の一粒も残してはいけない」とよくいわれました。食材をつくった人、それを輸送した人、販売した人、料理した人、多くの人の手を経て私たちは食べることができます。こうして感謝することで、食事が心身の養分になっていくのだと思います。

12

肉は穀類より少なめで。副菜も少なくて充分。

飲食の内、飯は飽《あ》かざれば飢《う》えを助けず。あつものは飯を和《わ》せんがためなり。肉は飽かずしても不足なし。少し食らって食を進め、気を養うべし。菜《さい》は穀肉《こくにく》の足らざるを助けて消化しやすし。（巻第三　飲食上21）

「米がなければお腹を満たすことはできません。熱い汁物は米を調和させるものです。肉は飽きるほど食べなくてもかまいません。少し食べて食欲を増進させ、気を養えば充分です。野菜は、穀類や肉の不足を補い、消化を助けるもの。それぞれに食べるべき理由があります」

『養生訓』には、「肉を多く食べてはいけない」としばしば出てきます。「肉は一品でよい。汁物に肉を入れたら、他の副菜には肉を入れないこと」。当時すでに、肉がかなり食べられていたのでしょう。

人のからだの元気は穀類によって養われています。

実は歯並びから、米、肉、野菜の望ましい摂取量バランスがわかります。

人は、臼歯、門歯、犬歯の3種類の歯を持ちます。臼歯20本、門歯8本、犬歯4本で構成され、臼歯は主に穀物をすりつぶす歯、門歯は繊維質の野菜や海藻を切る歯、犬歯は主に動物性食品を噛み切る歯と、それぞれに役割があります。

歯の構成バランスから見ると、穀物を60%、野菜や海藻を30%、動物性食品を10%とるのが理想的です。つまり人は、そもそも穀類を多くとる生き物だといえます。

その穀類ですが、白米に限らず、未精白の米や、麦、あわ、きびなどの雑穀もとるのがよいでしょう。とはいえ注意もあります。

「米は栄養になるが、食べすぎは脾胃を痛め、元気をふさいで害になってしまう。常に適量を決めておくべき」

「米は消化しやすく加熱し、堅いもの、ねばっこいものは避けること。消化しづらいおこわ、餅、団子、麺類の常食も避けるように」

13

しっかり咀嚼して唾液を出す。唾液は最高の名薬である。

津液（つばき）をば飲むべし、吐くべからず。（巻第二　総論下28）

「唾液は飲み込むべきで、吐き出してはいけません」

漢方では、唾液は元気のもとであり、うるおいのもとと考えます。唾液を吐くと、元気やうるおいを失うことになります。一方、痰は吐くべきで、飲み込んではいけません。毒となるからです。

個人差はあるものの、唾液は1日に1〜1・5リットルほど分泌されます。

驚くことに、この量は1日の尿の排泄《はいせつ》量と大差がありません。

幼い頃、よく噛んで食べなさいといわれましたよね。

唾液は、消化酵素やホルモンを含んでおり、消化や味覚を助けたり、殺菌のはたらきや老化予防の役割があります。からだから出される名薬なのです。

唾液を出すもっとも良い方法は、しっかり咀嚼《そしゃく》することです。

しかも、唾液はダイエットにもつながります。

唾液にはアミラーゼという酵素の一つが含まれます。酵素は栄養の吸収、分解、燃焼、排泄などをスムーズに進める触媒のはたらきを担っています。なかでもアミラーゼは糖質を処理します。よく噛むことで、アミラーゼの分泌が促進され、糖質（炭水化物）を分解してくれるのです。穀類中心の食事と充分な咀嚼はセットだと考えてください。けっして早食いはしないこと。

それに、噛むこと自体が運動になりますので、カロリーを消費できます。

1口30回、しっかり噛んで食べましょう。最初は長く感じるかもしれませんが、30回は意外とあっという間です。

14

生野菜が苦手な人は干し野菜を煮て食べるべし。

脾胃虚《きょ》して生菜《せいさい》を忌《い》む人は、乾菜《かんさい》を煮て食うべし。（巻第三　飲食上43）

「脾胃が弱って生野菜を受け付けない人は、干し野菜を煮て食べなさい」

漢方では、水分がたっぷりの生野菜はからだを冷やすと考えられています。

しかし、**太陽に当てれば、食材の水分は抜け、陰の気がやわらぎます。**

漢方薬の原料である生薬《しょうやく》は、旬の時期に採取したものを乾燥させて使います。

こうすると、水分が抜けて日持ちがして、旬のもっとも高いエネルギーをとどめておけるのです。

また、野菜は天日に干すと、太陽の熱に反応して糖度やアミノ酸などが増し、味が凝縮されて、美味しくなります。

脾胃が弱かった益軒も、干し野菜を煮て食べたのでしょう。『養生訓』には干し野菜に向く野菜を列挙しています。次はその一例です。

生野菜をそのまま天日干しする
薄く切った生だいこん、しいたけ、かんぴょう、菊花

生野菜を薄く切り、煮てから天日干しする
れんこん、ごぼう、やまいも、うどの根

若葉を蒸してから干す（お吸い物や、味噌で和え物に）
くこ、うこぎ、ひゆ、菊、ひるがお

皆さんも、だいこん、にんじん、かぼちゃ、なす、トマト、しいたけなど、食材が余ったら干し野菜にしてみましょう。簡単な方法をご紹介します。

干し野菜のつくり方

一．野菜をよく洗って、水分を切る。
二．野菜を5㎜程度の厚さにカットする。
三．カットした野菜を、重ならないようにザルに並べる。
四．風通しと日当たりがよい場所で1～2日干す。乾燥ネットを使ってもよい。

15

五味をバランスよくとり五色で補えば病の予防になる。

五味偏勝《ごみへんしょう》とは一味を多く食いすごすをいう。（略）五味をそなえて、少しずつ食えば病生《びょうしょう》せず。（巻第三　飲食上9）

「五味偏勝とは、一つの味に偏ること。**五味を少しずつバランスよくとっていれば、病気にかかりにくくなります**」

五味とは酸《さん》、苦《く》、甘《かん》、辛《しん》、鹹《かん》の5つの味のことで、五臓と関係しています。

五味偏勝になると、からだに次のような不調があらわれます。
酸っぱいものを摂りすぎると、気が縮まる。
苦いものを摂りすぎると、胃腸を痛める。
甘いものを摂りすぎると、お腹が張って痛くなる。
辛いものを摂りすぎると、おできができたり目が悪くなる。
鹹《から》い（塩からい）ものを摂りすぎると、のどが乾く。
さまざまな食材を少しずつバランスよく食べることが大切です。
それでは漢方から見た五味と五色の特徴と食材をご紹介しましょう。

五味のはたらき

五味は実際の味だけではなく、長い歴史の中で、はたらきによって決められた面もあります。該当する食材を口の中に入れたとき、必ずしもその味がするわけではないのはそのためです。

［ 酸 ］

主なはたらき：筋肉を引き締め、液体が漏れないようにします。多汗、不正出血、下痢、頻尿などに悩んでいるときにおすすめです。

関係する五臓：肝

代表的な食材：トマト、グレープフルーツ、梅、酢、みかん、ももなど。

［ 苦 ］

主なはたらき：体内の熱を冷まし、解毒して外に出す働きがあります。発熱やのぼせ、便秘にも有効です。日中の緑茶は、高ぶった気を落ち着かせるのでリラックスしたいときにおすすめです。

関係する五臓：心

代表的な食材：ゴーヤ、セロリ、緑茶、菊花、ぎんなん、うどなど。

［　甘　］

主なはたらき：気を補います。滋養強壮。疲れたときに甘いものを食べると元気が出ます。痛みをやわらげ、緊張を緩めるので心をほっとさせたいときもおすすめです。

関係する五臓：脾

代表的な食材：穀類、いも類、しいたけ、玄米、とうもろこし、かぼちゃ、大豆など。

［　辛　］

主なはたらき：気血水のめぐりを良くします。寒い時期やかぜの引き始め、消化不良などにおすすめです。

関係する五臓：肺

代表的な食材：しそ、とうがらし、ねぎ、しょうが、にんにく、シナモンなど。

［鹹］

主なはたらき：堅いものを柔らかくするので、お通じの出が悪いときなどにおすすめです。便などを緩やかに外に出す働きがあります。

関係する五臓：腎

代表的な食材：しじみ、わかめ、昆布、くらげ、かに、のりなど。

五色

五臓にはそれぞれ関連する色があります。五色といい、青、赤、黄、白、黒になります。漢方では、五臓のはたらきが乱れると、関連する色が肌や顔色にあらわれると考えます。そこで、五臓の色とトラブル、そしてトラブル解消に役立つ食材を見ていきましょう。

［青］

肝は気の流れを調整し、血を貯蔵する。
色は青。青白い顔、青筋立てて怒る。
肝が乱れてイライラするときには、香りがある青野菜で気をめぐらす。
セロリ、春菊、パセリ、みつば、パクチーなど。

［赤］

心《しん》は精神、意識のコントロールと、血を全身に送るポンプの役割。
色は赤。赤ら顔、緊張で耳が真っ赤になる。
心が乱れて緊張や不安が強く落ち着きがないときは、赤い食材で血をつくる。
くこの実、なつめ、にんじん、レバー、赤パプリカなど。

［黄］

脾は食べ物を消化し、元気と栄養をつくる。

色は黄。栄養不足、消化が悪いと肌はくすんで黄色くなる。

脾が乱れて元気がないときは、黄色い食材で元気をつくる。

玄米、大豆、とうもろこし、はちみつ、かぼちゃなど。

［白］

肺は呼吸と皮膚、からだの防衛機能を担う。新鮮な気を取り入れ、汚れた気を外に吐き出す。

色は白。色白は守る力が弱く、かぜを引きやすい。

肺が乱れてのどや皮膚が乾燥したときは、白い食材でうるおいをつくる。

松の実、白きくらげ、白ごま、ゆりね、ハスの実など。

［ 黒 ］

腎は両親から受け継ぐからだを管理。生命力を蓄え、小腸や生殖をコントロールする。

色は黒。肌は黒ずんでくすんだ色。排泄機能や踏ん張りが弱い。

腎が乱れて老化が進んでいるときは、黒い食材でからだをきれいにする。

黒豆、黒ごま、黒きくらげ、黒酢、しいたけなど。

16

肥甘厚味は多食しない。薄味、消化にいいものを選ぶ。

すべての食、淡白なるものを好むべし。肥濃《ひのう》、油膩《ゆに》のもの多く食うべからず。（巻第三 飲食上6）

「すべての食事は淡白なものを好むように。味の濃いもの、脂っこいものをたくさん食べてはいけません」

漢方では、脾胃の弱い日本人は「肥甘厚味《ひかんこうみ》」は避けるのをよしとします。肥甘厚味とは、甘い味、濃い味、油っこい食べ物のこと。

現代なら、たとえば甘い生クリームたっぷりのスイーツ、サクッとジューシーな揚げ物、デミグラスソースがかかったハンバーグ……たまりませんね。江戸時代は砂糖の国内生産が本格化し、団子や羊羹《ようかん》など、和菓子文化が大きく発展しました。当時の人も甘いものを好んだのだと思います。

しかし、肥甘厚味の常食や食べすぎは消化に悪影響を与えます。また、濃い味付けに慣れると味覚が麻痺することもあります。基本的に**「脾胃の弱い日本人は薄味！」**と心がけておけば間違いありません。

では、益軒がリストアップした、食べるべきもの、あまり食べてはいけないものを紹介しましょう。

脾胃に優しい食べ物

温かいもの、柔らかいもの、よく熟したもの、粘り気のないもの、薄味の軽やかなもの、しっかり火が通ったつくりたてのもの、衛生的なもの、新鮮なもの、香りの良いもの、「平」の性質のもの（222ページ参照）、五味が偏っていないもの。これらは脾胃の養生となるので食べましょう。

脾胃を弱める食べ物

なまのもの、冷たいもの、堅いもの、粘り気の強いもの、不衛生なもの、臭いもの、しっかり火が通ってないもの、加熱しすぎて風味が飛んでしまったもの、調理して時間がたったもの、未熟な果実、古くなってもともとの味が失われたもの、五味が偏ったもの、脂っこく味が濃いもの。これらは脾胃を弱めるものなので、食べてはいけません。

17

モーニングルーティンで毎日をリセット。朝食に温かいお粥は最強の養生食になる。

朝早く、粥《かゆ》を温かに、柔らかにして食べれば、腸胃を養い、身を温め、津液《しんえき》（つばき）を生ず。寒月《かんげつ》もっともよし。（巻第三　飲食上66）

「早朝、粥を温かく柔らかくして食べれば、胃腸を丈夫にし、からだを温め、唾液も出ます。特に冬はもっとも良いでしょう」

特に朝の養生はとても重要です。「朝」という字を分解すると、「十月十日」となります。「十月十日」は、胎児がお母さんのお腹の中で育つ時間と同じです。

朝は「陽＝動の世界」、夜は「陰＝静の世界」であるならば、人は毎日生まれ変わっているようなもの。人は毎日、夜に寝て、朝すっきりと起きることで、からだをリセットしているのです。朝の新鮮な外気を吸い込むことは大切な養生ですが、これは、赤ん坊が誕生して最初に息を吸うことと近いかもしれません。

朝日が顔を出したら、陽の光にしっかり当たりましょう。朝日は時間が始まったことをからだに知らせるスイッチです。

年を取ると早起きになります。これは、外気や朝日といった天地のエネルギーから元気をもらおうとしているのだと思います。

そして白湯《さゆ》を飲みましょう。白湯は、陰になっていたからだを温め、陽に変えていきます。水を沸騰させたあと、50度以下に冷ましてから飲みます。胃腸がほどよく温まり、からだ全体のめぐりが良くなります。


またのんびり散歩やジョギングなど、屋外で軽くからだを動かしてみましょう。40「朝の導引法」（186ページ）をおこなうのもおすすめします。

中国などでは、朝の公園で気功や太極拳をしています。これは朝おこなうことに意味があります。朝の気を取り入れて、心身を充実させているのです。


からだを軽く動かしたら、次は朝ごはんです。

皆さんの朝食はお米派ですか、それともパン派ですか。どちらも正解ですが、養生指導をしている私のおすすめは米飯です。

米はゆっくりと消化されてブドウ糖に変わり、脳に栄養として運ばれます。

特に、陰から陽に変わる朝はお粥が最適です。**私が出会った長寿の人は、押し並《な》べて「粥好き」でした。**

週に数回、朝食にお粥を食べるだけでも、からだに変化があるはずです。

お粥には梅干しも一緒にどうぞ。漢方では、朝に対応する五味は酸味です。酸味によって唾液もたくさん出ますので、さらに消化がよくなります。梅干しが苦手な人は、柑橘類を食べてもよいでしょう。

味噌汁や納豆などもおすすめです。『養生訓』にも「味噌は性質がやわらかく、脾胃のはたらきを補う」とあります。また、大豆食品を摂取すると、14〜16時間後に、体内で睡眠ホルモンがつくられます。朝食の味噌汁や納豆が夜の快眠につながるわけです。

このような朝の一連の流れが、心身の陰陽バランスを整え、昼と夜のメリハリある生活を生み出します。

18

からだが「陰」になる夜。夕食を軽くして心身を休息させる。

夕食は朝食より滞りやすく消化しがたし。晩食《ばんしょく》は少なきがよし。軽く淡き物を食らうべし。晩食に菜《さい》の数多きはよろしからず。（巻第三　飲食上19）

「夕食は朝食よりも消化が悪くなります。晩ごはんは少なめがいいでしょう。軽くあっさりしたものを食べること。晩ごはんにおかずの品数が多いのはよくありません」

特に晩ごはんには味が濃く脂っこい魚、とり肉、芋類は、気がふさがりやすくなるので、食べないほうがいいとあります。

深更《しんこう》に至りて食すべからず。酒食の気よくめぐり、消化してのち伏《ふ》すべし。消化せざる内に早く伏せば病となる。（巻第三 飲食上13）

「夜遅くに食事をしてはなりません。酒食の気がよくめぐり、消化してから寝るようにしましょう。消化しないうちに早く寝れば病気になります」

早めに夕食を済ませて、しっかり消化してから寝るのが理想です。食べてすぐ寝ると、まだ脾胃が消化しているのでからだが休まりません。『養生訓』はさらにこう続きます。

「夜はからだを動かす時間ではありません。夜は食べず、お腹が空いたまま寝ても問題ありません。もしどうしても夜食を食べる場合は、少なめにします。夜はお酒を飲まないほうがいいでしょう。飲むのであれば、早めの時間に、少しだけ飲むことです」

夜は陰の時間です。休息すべきときですから、基本的に食べ物を補う必要はありません。食べる・動くは、陽の時間、つまり昼間にすること。ですから、陰の時間帯にとる食事は、できるだけ軽くしましょう。むしろ空腹で寝たほうが朝スッキリ目覚めるくらいです。

19

調味料や香辛料を上手に使うと食べ物の毒を消しからだを温めてくれる。

聖人その醤《ひしお》を得ざれば食い給わず。これ養生の道なり。（中略）塩、酒、醤油、酢、蓼《たで》、生薑《しょうが》、わさび、胡椒、芥子《からし》、山椒など各々その食物によろしき加え物あり。これを加うるはその毒を制するなり。ただその味の備わりてよからん事を好むにあらず。（巻第三　飲食上29）

「聖人は料理に合う調味料がなければ食べなかった。これぞまさに養生の道です。たとえば、塩、酒、醤油、酢、たで、しょうが、わさび、こしょう、からし、山椒など、それぞれ食べ物に合う調味料があります。これらを加えるのは食べ物の毒を制するからであり、ただ美味しくなるからだけではないのです」

一般的に醤とはなめ味噌のことですが、ここでは調味料一般を指しています。確かに漢方でも、酢やしょうがは魚介の中毒の予防や毒消しなどのはたらきがあります。少し重複しますが、香辛料についても説明しています。

生薑、胡椒、山椒、蓼、紫蘇《しそ》、生大根、生葱《ねぎ》など、食の香気《こうき》を助け、悪臭を去り、魚毒《ぎょどく》を去り、食気《しょくき》をめぐらすために、その食品に相《あい》よろしき辛き物を、少しずつ加えて毒を殺すべし。（巻第三　飲食上67）

「しょうが、こしょう、山椒、たで、しそ、生だいこん、生ねぎなどは、料理の香りをよくして、よくない匂いを消し、魚の毒消しになり、消化を促すため、それぞれの食材に合った香辛料をほどよく加えて毒を抑制すること」

現代であれば、とうがらしやシナモンなどもよく使われる香辛料です。**漢方では、香辛料の多くが五味のうちの辛味《からみ》になり、適量であれば気血水のめぐりをよくします。**また、寒い時期にからだを温めたり、かぜの引き始めや消化不良などによい影響を与えます。

また、香辛料はからだを温めて体表の余分な熱を発散させ、からだを陽から陰に切り替えるスイッチとなります。ただし注意点もあります。

辛き物多ければ気を減らし、上昇し、血液を乾かす。（巻第三　飲食上67）

「辛いものが多いと、気を減らし、のぼせて、血を乾かしてしまいます」

香辛料が多すぎると気を消耗させるので、食べすぎてはいけません。特に夕食は、程よい分量でからだを温めるのがよいのです。

こうしてみると、益軒は晩年まで、常に旨いものをからだにやさしく飲み食いする方法を考え、実践していたのだと思います。

20

食事の基本は温飲温食《おんいんおんしょく》。人肌の温かさがからだの負担を減らす。

四時《しじ》老幼《ろうよう》ともに、温かなるものを食らうべし。（巻第三　飲食上61）

「老人と子どもはいつも温かいものを食べなさい」

漢方では、温かいものを飲食するのがよいと考えます。**体温に近い36〜37度の人肌くらいがもっとも脾胃に負担をかけず、消化吸収力を高めます。**『養生訓』にも、「冷たいものは脾胃の消化を妨げるので食べないこと。ごはんも汁物も温かいうちに食べるのがよい。豆腐やこんにゃく、根菜類などの煮物も、冷めたものはなるべく食べない」とあります。

老人と子どもは消化力が高くないので、冷たいものの飲食は気をつけるべきです。だからといって、若者や働き盛りなら冷たいものを食べても平気というわけではありません。

殊《こと》に夏月《かげつ》は伏陰内《ふくいんうち》にあり。若く盛んなる人も、温かなる物食らうべし。（巻第三　飲食上61）

「夏は暑くても陰の種を宿しています。若く元気な人も、温かい物を食べるべきです」

ただ、現代の夏は暑すぎるため、熱がこもってイライラしている人も多く見受けられます。そういう場合は冷たいものが必要。特に舌先が赤い人は、暑さの影響を受けているので、夏野菜を食べて熱を取り去りましょう。薬味を加えれば、冷えすぎに備えることができます。たとえば焼きなすにしょうがを添えたものなどは、夏のご馳走であり養生食でもあります。

もちろん、キンキンに冷えた夏のビールは乾杯にとどめるのが正解です。

「夏冬ともに酒は冷たすぎても熱すぎてもよくない。熱い酒は気がのぼり、冷たい酒は痰がたまり脾胃をいためる。程よく温めて飲むべき」

通年、食事も酒も人肌がよい。養生は温度も大切なのです。

21

花は半開が美しい。酒もほろ酔いがちょうどよい

酒は天の美禄《びろく》なり。少し飲めば陽気を助け、血気《けっき》をやわらげ、食気をめぐらし、愁《うれ》いを去り、興《きょう》を発してはなはだ人に益《えき》あり。多く飲めば、またよく人を害すること、酒に過ぎたる物なし。（巻第四　飲食下　飲酒44）

「酒は天からの褒美です。少し飲めばからだの陽気を助け、気血をやわらげて、消化をよくし、愁いを晴らして、愉快な気分になり、いいことばかり。し

かし、多く飲めば害になります。酒ほど人を害するものはありません」

「医」は、古くは「醫」という字を使っていました。よく見ると、この中に「酉」という字が入っています。酉は「酒」と同義。古代の薬は酒だったと推測できます。

漢方でも、少量の酒はからだを温め、気血をめぐらし薬に変わると考えます。しかし、飲みすぎるとかなりからだを冷やしてしまうのです。

「大酒飲みが長生きするのは珍しい。ほろ酔い程度であれば長生きの薬になります」

多飲が原因の病気は少なくありません。酒量が多いのに食事量が極端に少ない場合は短命になりがちです。

もちろん長生きする酒好きもいるでしょう。ただ、せっかくの天の美禄も、過ぎれば身を滅ぼすのです。

酒は微酔《びすい》に飲み、花は半開《はんかい》に見る。(巻第二　総論下40)

「酒はほろ酔いに飲み、花は半開に見るのが良い」

すべてが充分に満たされて、その上に何も付け加えることができなくなった状態は心配の始まり。**もの足りないくらいが物事を楽しめて、あとの心配がない。**これは、酒好きでもあったであろう益軒が、まさに自身を戒めるために書いたものかもしれません。

花も盛りが過ぎると散ってしまう。半開のときが盛りなのです。

22

食後に熱いお茶を少しだけ。日中に上がった気をこの苦味が下ろしてくれる。

飯後《めしあと》に熱茶《あつい》少し飲んで、食を消し、渇《かわ》きを止《や》むべし。（巻第四　飲食下　飲茶54）

「食後に熱い茶を少し飲んで、消化を促し、のどの渇きを癒せばそれでよい」

日本茶の先生が、**「お茶飲みは長生きする」**と教えてくれたことがありました。

漢方でも、お茶は万病の薬、酒は百薬の長。お茶は気を下げて眠気を覚まし、酒は気を昇らせ眠気を誘う、表裏の関係にあります。

中国では、茶葉の発酵度の違いによって、緑茶、白茶、黄茶、青茶、黒茶、紅茶の6つに分類されます。この分け方を六大分類といいます。不発酵のものは涼性、発酵させたものは温性と、性質が違うのが特徴です。

発酵の進んだ黒茶（例／プーアール茶）や紅茶（例／祁門《キームン》紅茶）は温性になり、からだを温めるはたらきがあります。半発酵のウーロン茶は青茶に相当し、非常にバランスのよいお茶です。

蒸すだけで発酵させない日本の緑茶は涼性。日中の活動で上がった気を下ろし、眠気を覚ましてくれます。

緑茶は、五味（酸苦甘辛鹹）のうち苦味に当たります。

日々の食事では苦味のある食材が少ないので、緑茶で苦味を補うとバランスがよくなります。

「茶は中世になって中国から日本に入ってきたものだが、美味しいので日常に欠くことができなくなった。いまや人々は朝から晩まで茶を飲んでいるが、もともとからだを冷やすものなので、一度に多量を飲んではいけない」（巻第四飲茶54）と益軒はいっています。

漢方的にいえば、水分を取りすぎると脾胃に湿が生じます。脾胃に湿が生じると水のめぐりが悪くなり、からだが重くなったり、朝、関節が強張《こわば》ったりします。

お茶は万病の薬。ほどほどに飲めば充分なのです。

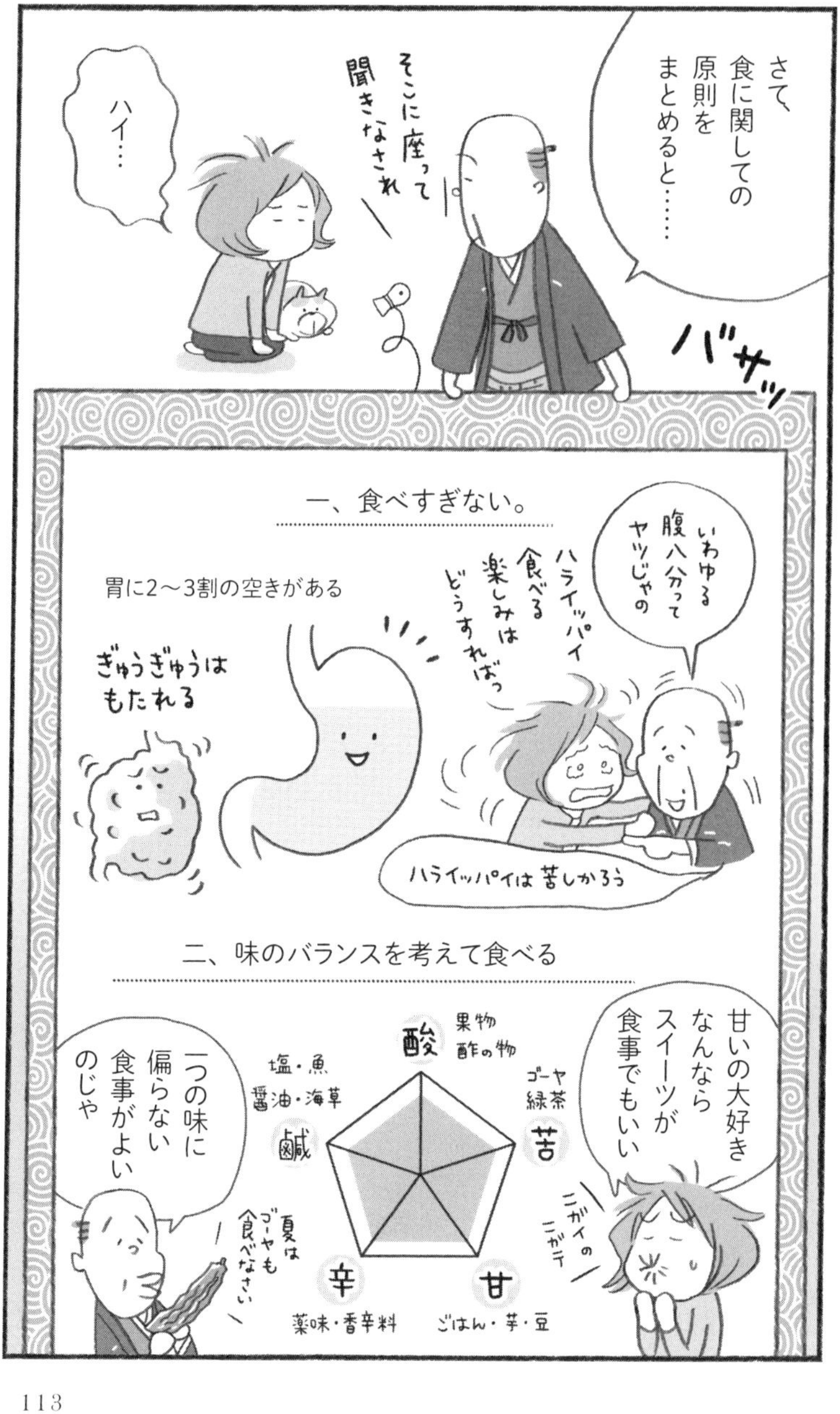
さて、食に関しての原則をまとめると……
バサッ
そこに座って聞きなされ
ハイ…
一、食べすぎない。
いわゆる腹八分ってヤツじゃの
ハライッパイ食べる楽しみはどうすればっ
胃に2〜3割の空きがある
ぎゅうぎゅうはもたれる
ハライッパイは苦しかろう
二、味のバランスを考えて食べる
甘いの大好きなんならスイーツが食事でもいい
ニガイのニガテ
一つの味に偏らない食事がよいのじゃ
夏はゴーヤも食べなさい
酸
果物
酢の物
苦
ゴーヤ
緑茶
甘
ごはん・芋・豆
辛
薬味・香辛料
鹹
塩・魚
醤油・海草

三、温かいものを食べる

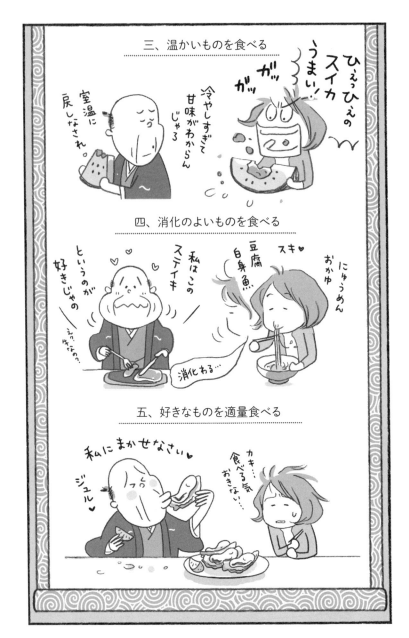

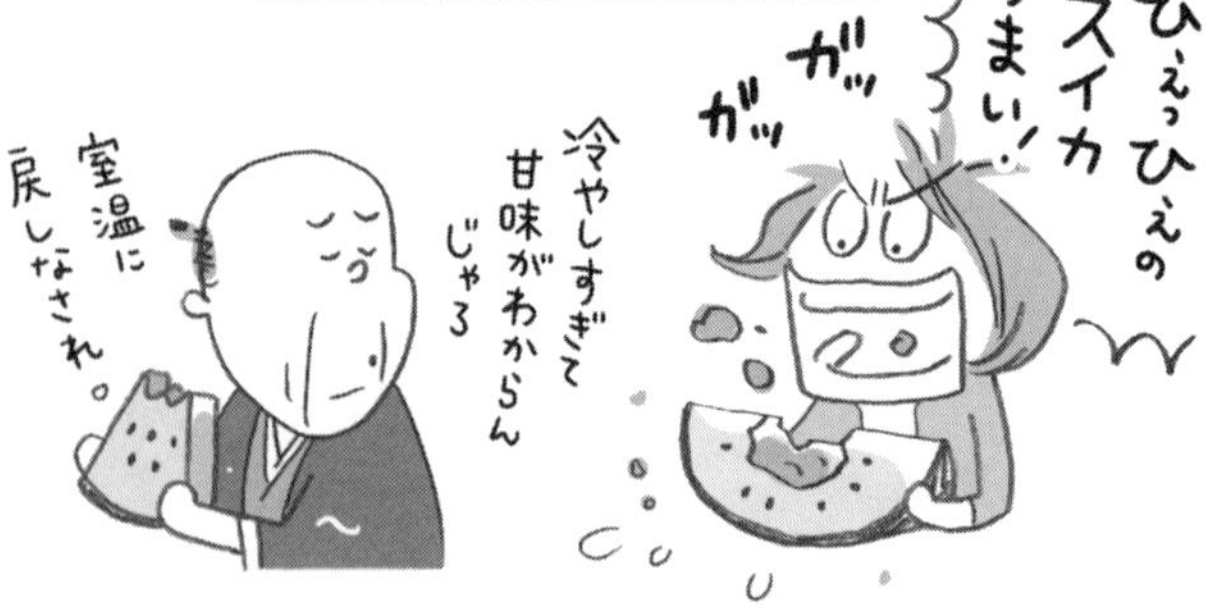
ひぇっひぇのスイカうまい！
ガッガッ
冷やしすぎて甘味がわからんじゃろ
室温に戻しなされ。

四、消化のよいものを食べる

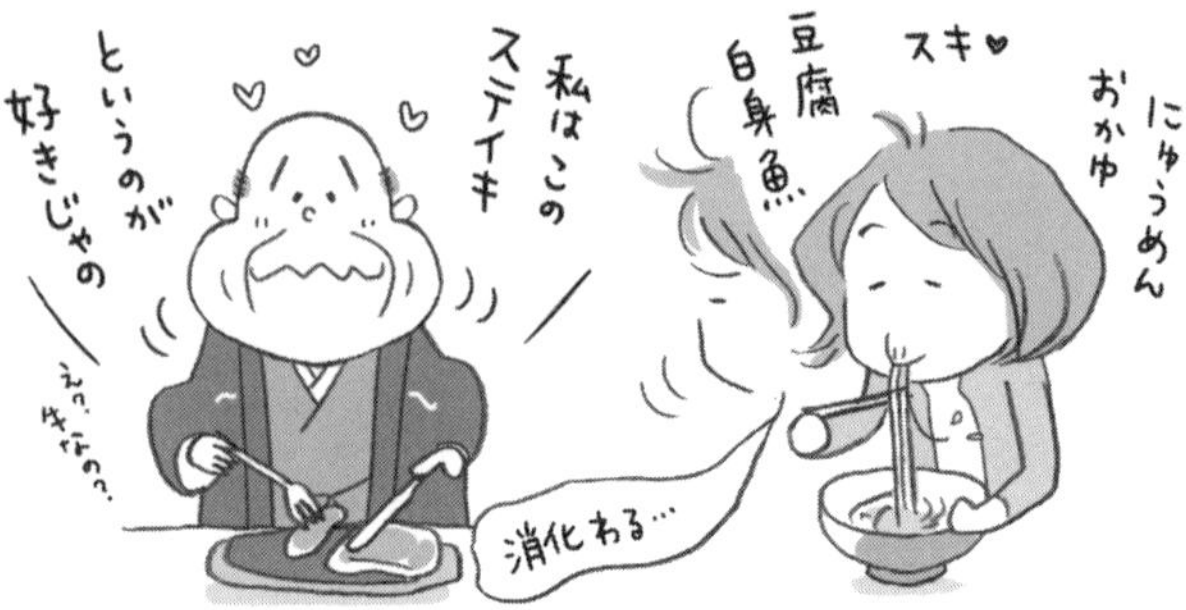
にゅうめん
おかゆ
スキ♥
豆腐
白身魚
私はこのステイキというのが好きじゃの
えっ？牛なの？
消化わる…

五、好きなものを適量食べる

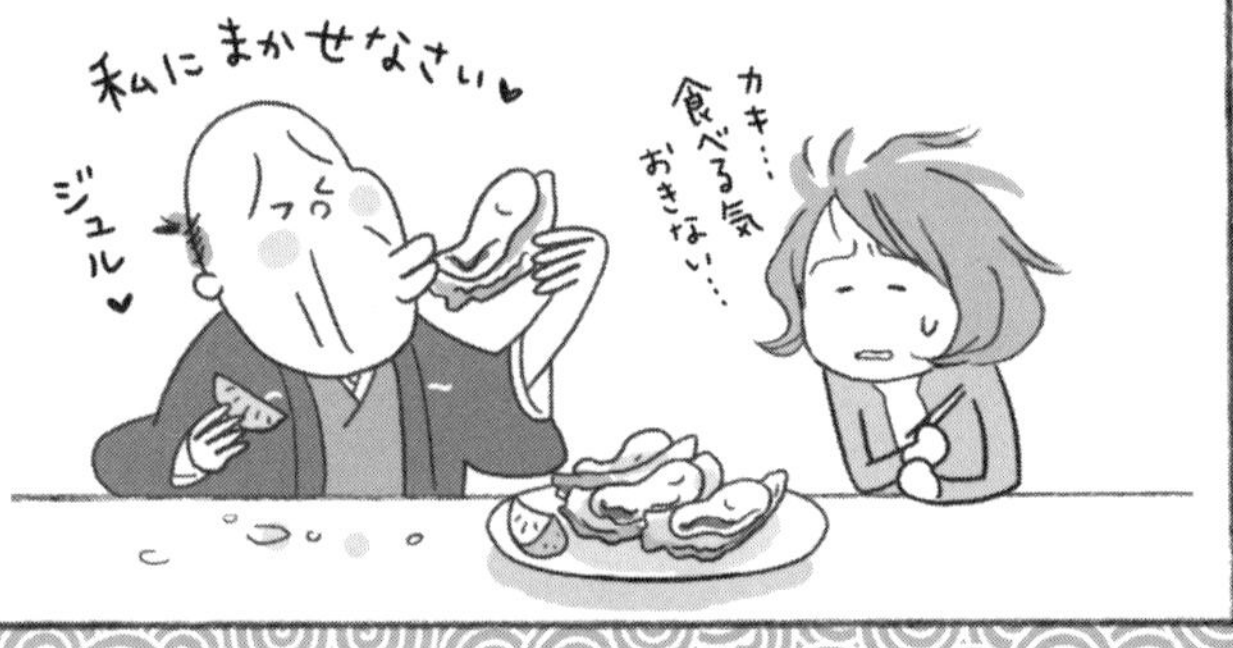
カキ…食べる気おきない…
私にまかせなさい♥
ジュル♥

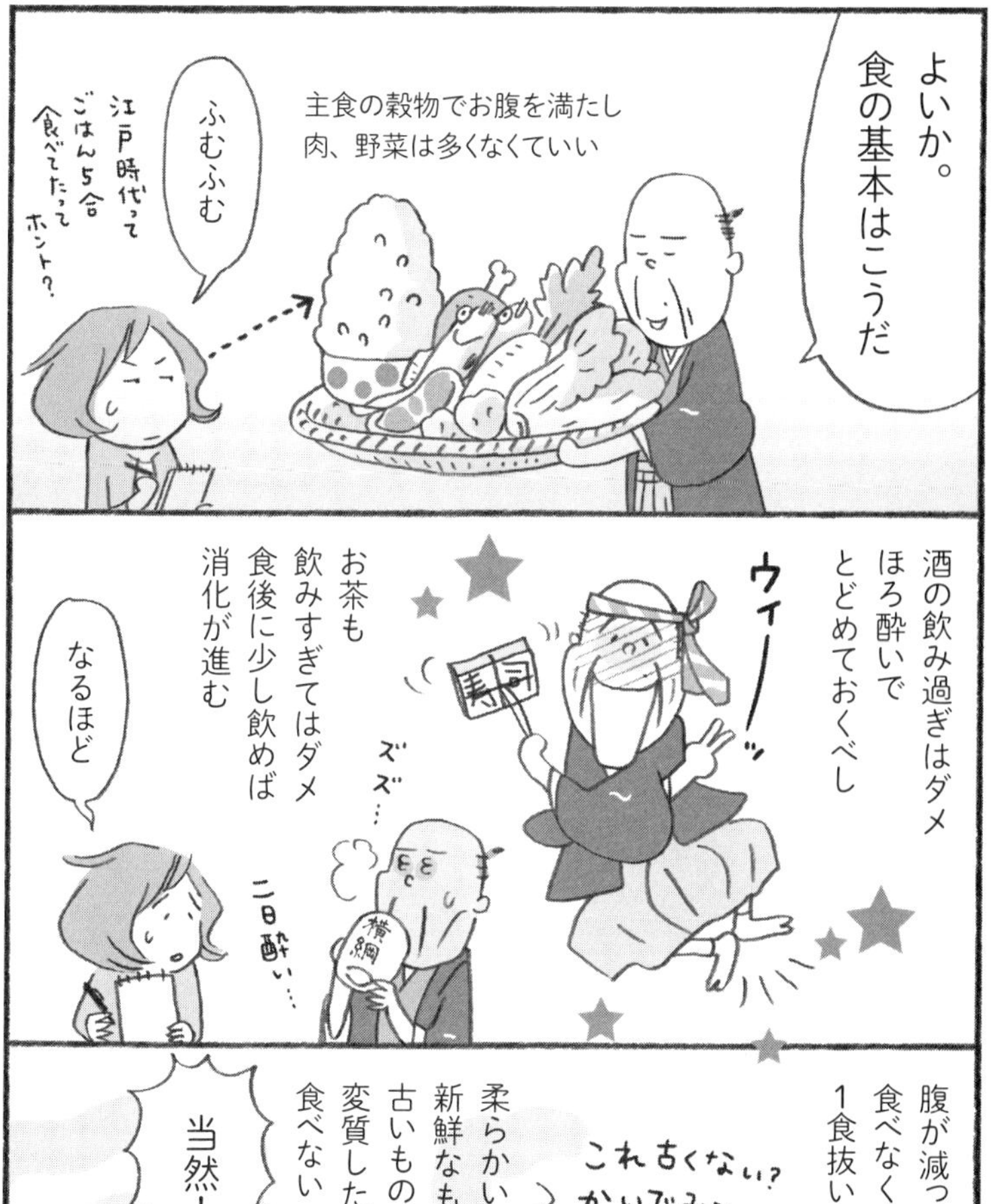
よいか。食の基本はこうだ
主食の穀物でお腹を満たし
肉、野菜は多くなくていい
ふむふむ
江戸時代って ごはん5合 食べてたって ホント?
酒の飲み過ぎはダメ ほろ酔いでとどめておくべし
ウィーーッ
お茶も 飲みすぎてはダメ 食後に少し飲めば 消化が進む
ズズ…
横綱
二日酔い…
なるほど
腹が減ってないうちは 食べなくともよい 1食抜いたとて問題ない
これ古くない? かいでみて!
柔らかいもの 新鮮なものを食べる 古いもの、変質したものは 食べない
当然!
クサイ!

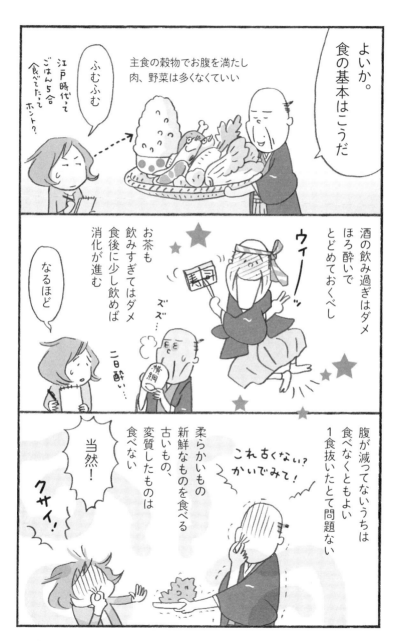

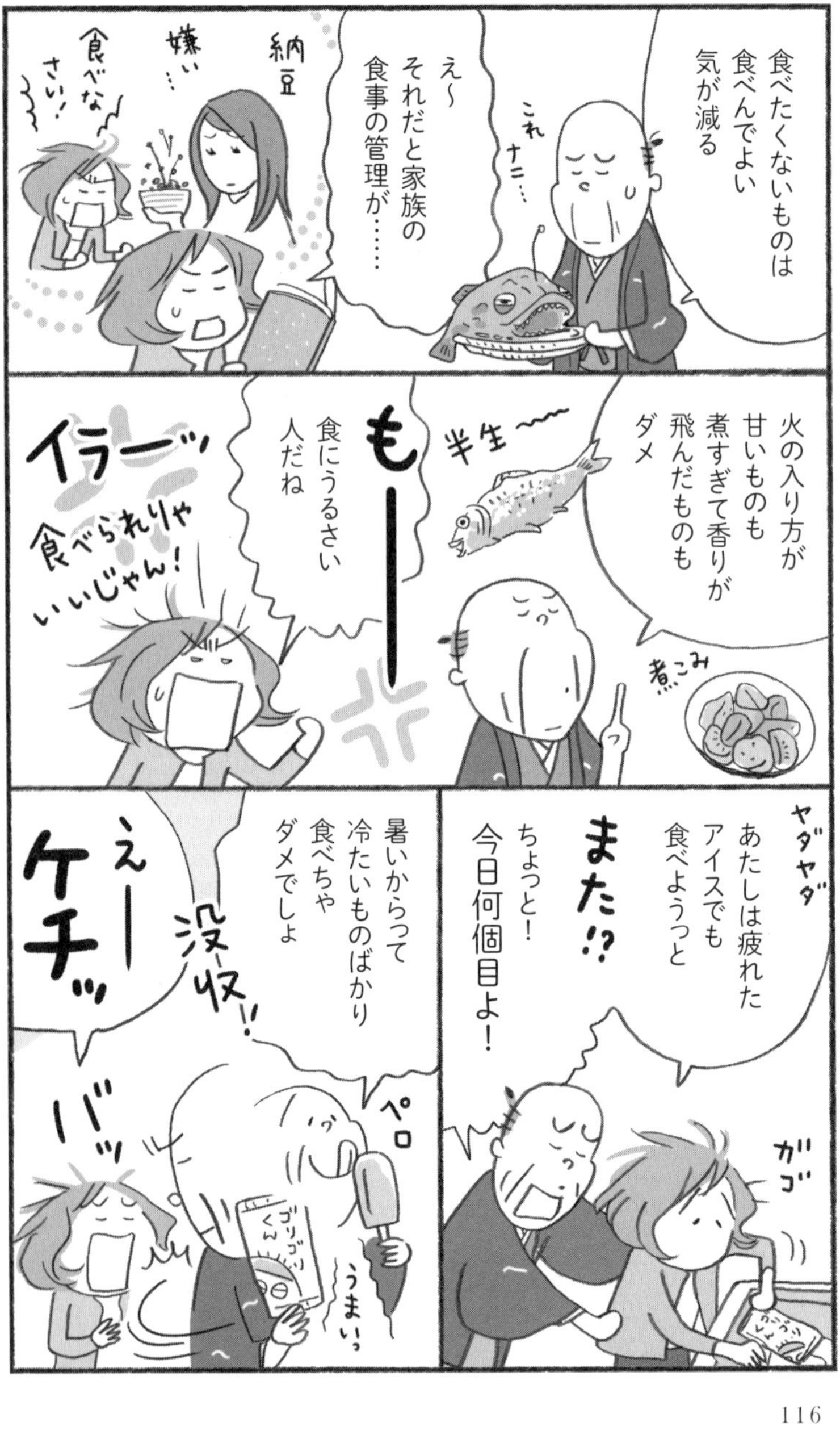
食べたくないものは
食べんでよい
気が減る
これナニ…
え〜
それだと家族の
食事の管理が……
納豆
嫌い…
食べなさい！
火の入り方が
甘いものも
煮すぎて香りが
飛んだものも
ダメ
半生〜〜
煮こみ
もーー
食にうるさい
人だね
イラーッ
食べられりゃいいじゃん！
ヤダヤダ
あたしは疲れた
アイスでも
食べようっと
また!?
ちょっと！
今日何個目よ！
ガゴ
暑いからって
冷たいものばかり
食べちゃ
ダメでしょ
没収!!
えー
ケチッ
バッ
ペロ
ゴリゴリくん
うまいっ

郵便はがき

料金受取人払郵便

牛込局承認

2000

差出有効期限
令和4年5月
31日まで

162-8790

東京都新宿区揚場町2-18
白宝ビル5F

フォレスト出版株式会社
愛読者カード係

フリガナ お名前	年齢　　歳 性別（男・女）	
ご住所　〒 ☎　（　　）　FAX　（　　）		
ご職業	役職	
ご勤務先または学校名		
Eメールアドレス メールによる新刊案内をお送り致します。ご希望されない場合は空欄のままで結構です。		

フォレスト出版の情報はhttp://www.forestpub.co.jpまで!

フォレスト出版　愛読者カード

ご購読ありがとうございます。今後の出版物の資料とさせていただきますので、下記の設問にお答えください。ご協力をお願い申し上げます。

● ご購入図書名　「　　　　　　　　　　」

● お買い上げ書店名「　　　　　　　　　　」書店

● お買い求めの動機は?

1. 著者が好きだから　　2. タイトルが気に入って
3. 装丁がよかったから　　4. 人にすすめられて
5. 新聞・雑誌の広告で(掲載誌誌名　　　　　　)
6. その他(　　　　　　)

● ご購読されている新聞・雑誌・Webサイトは?

(　　　　　　)

● よく利用するSNSは?(複数回答可)

□ Facebook　□ Twitter　□ LINE　□ その他(　　　　)

● お読みになりたい著者、テーマ等を具体的にお聞かせください。

(　　　　　　)

● 本書についてのご意見・ご感想をお聞かせください。

● ご意見・ご感想をWebサイト・広告等に掲載させていただいてもよろしいでしょうか?

□ YES　□ NO　□ 匿名であればYES

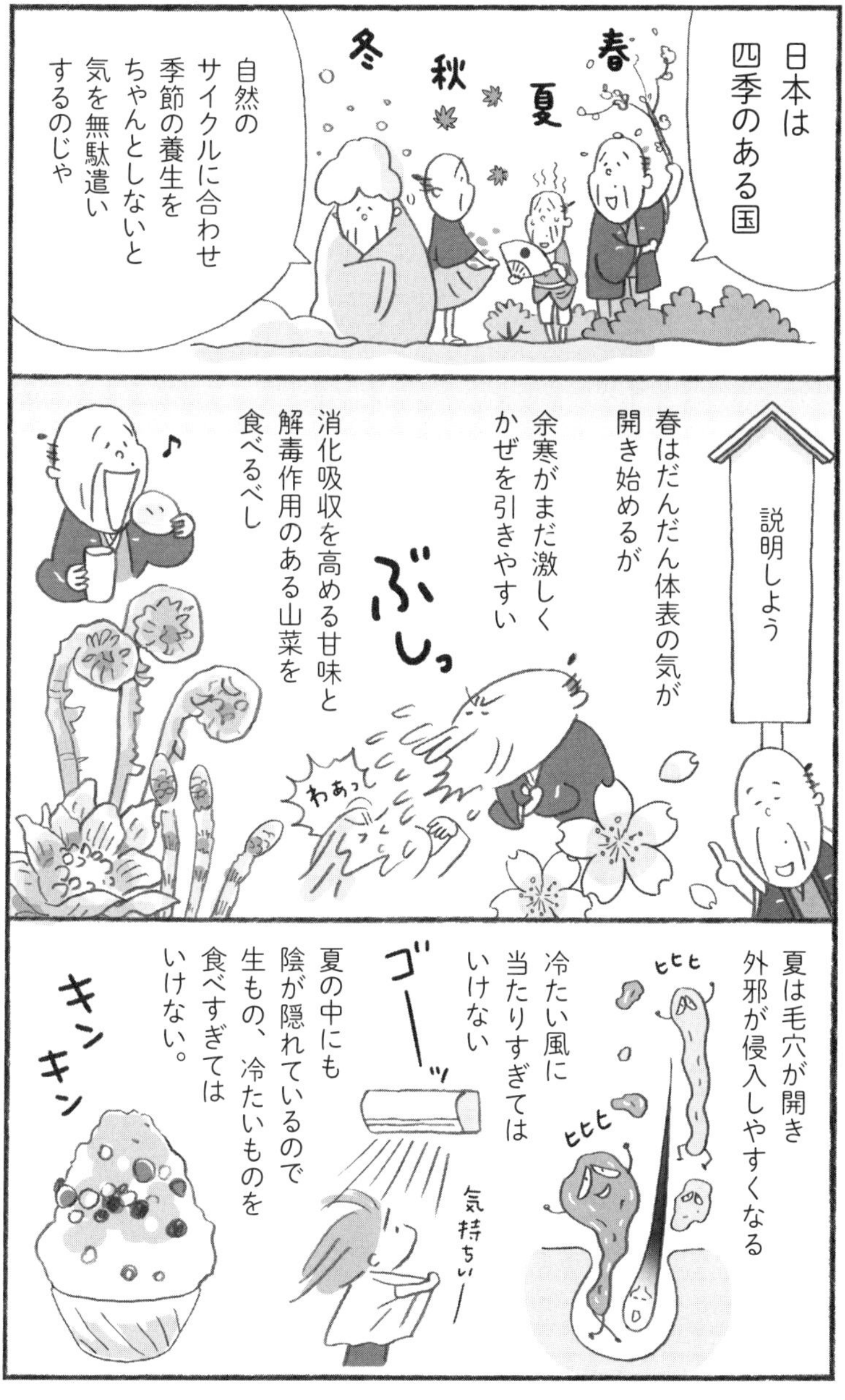

日本は四季のある国
春
夏
秋
冬
自然のサイクルに合わせ季節の養生をちゃんとしないと気を無駄遣いするのじゃ
説明しよう
春はだんだん体表の気が開き始めるが
余寒がまだ激しくかぜを引きやすい
ぶしっ
わあっ
消化吸収を高める甘味と解毒作用のある山菜を食べるべし
夏は毛穴が開き外邪が侵入しやすくなる
ヒヒヒ
ヒヒヒ
冷たい風に当たりすぎてはいけない
ゴーッ
気持ちい～
夏の中にも陰が隠れているので生もの、冷たいものを食べすぎてはいけない。
キンキン

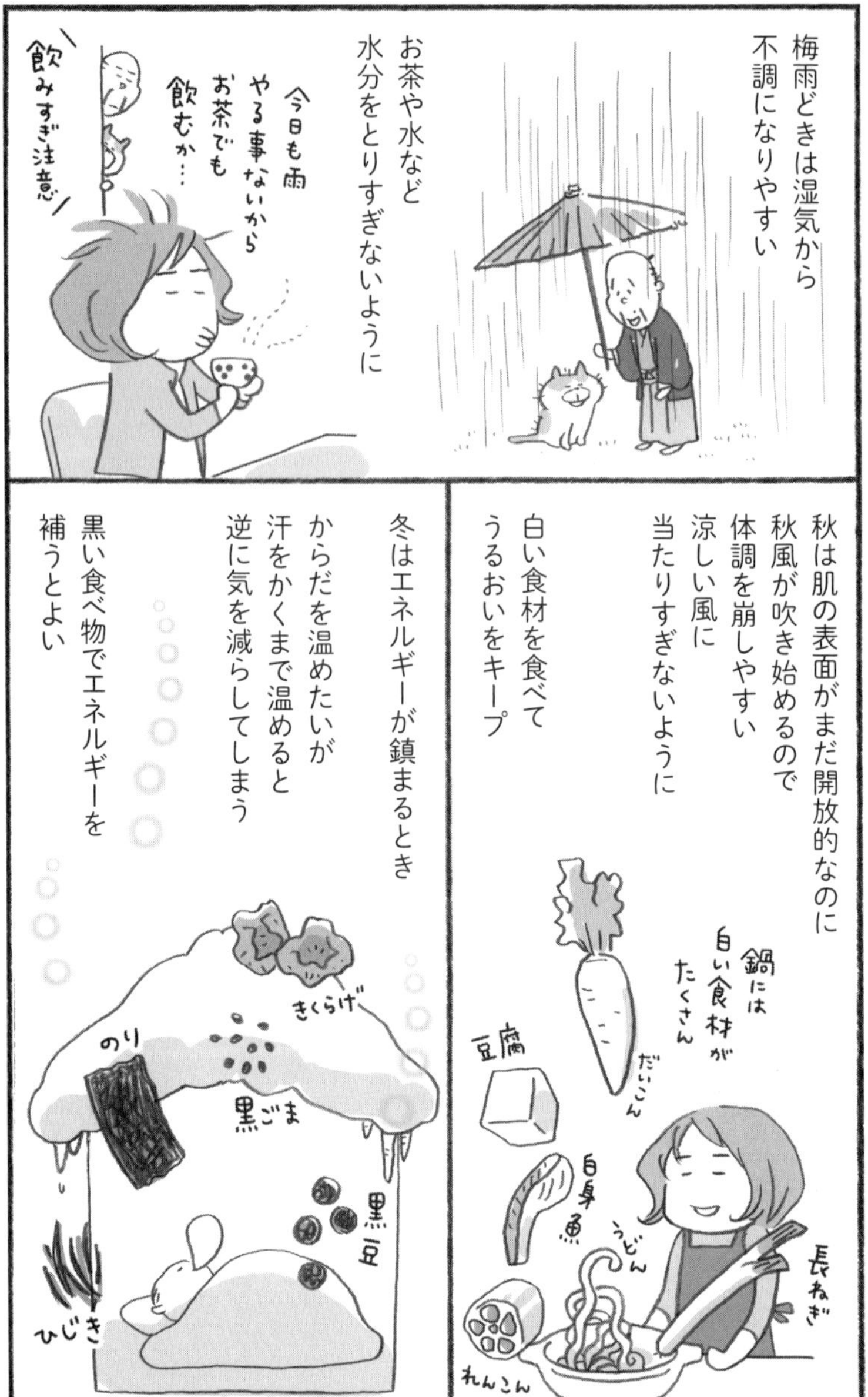
梅雨どきは湿気から
不調になりやすい
お茶や水など
水分をとりすぎないように
今日も雨
やる事ないから
お茶でも
飲むか…
飲みすぎ注意
秋は肌の表面がまだ開放的なのに
秋風が吹き始めるので
体調を崩しやすい
涼しい風に
当たりすぎないように
白い食材を食べて
うるおいをキープ
鍋には白い食材がたくさん
だいこん
豆腐
白身魚
うどん
長ねぎ
れんこん
冬はエネルギーが鎮まるとき
からだを温めたいが
汗をかくまで温めると
逆に気を減らしてしまう
黒い食べ物でエネルギーを
補うとよい
きくらげ
のり
黒ごま
黒豆
ひじき

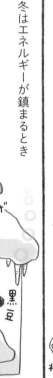

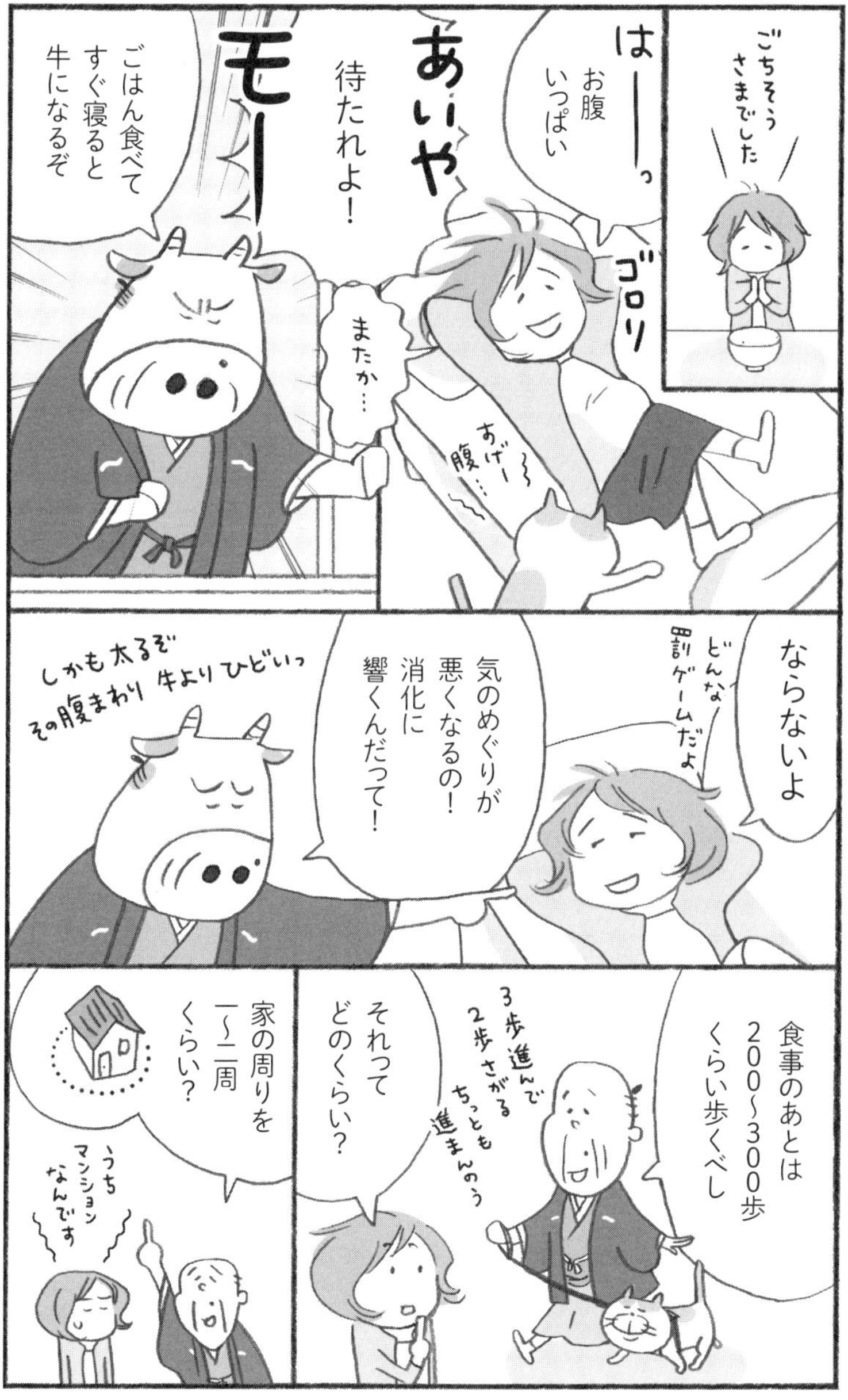
ごちそうさまでした
はーーっ
お腹いっぱい
ゴロリ
あいや
待たれよ！
モーー
ごはん食べてすぐ寝ると牛になるぞ
またか…
すげー腹…
ならないよ
どんな罰ゲームだよ
気のめぐりが悪くなるの！消化に響くんだって！
しかも太るぞ その腹まわり 牛よりひどいっ
食事のあとは200〜300歩くらい歩くべし
3歩進んで2歩さがる ちっとも進まんのぅ
それってどのくらい？
家の周りを一〜二周くらい？
うちマンションなんです

其の参

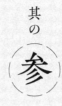

季節の養生

四季に恵まれた日本では、季節によって
過ごし方がまったく違います。
ここでは、『養生訓』をベースに、
漢方から見た季節の養生法をお伝えいたします。

23

春は解毒の季節。正月が終わったらダイエット開始。

春は陽気発生し、冬の閉蔵《へいぞう》に代わり、人の肌膚《きふ》和《わ》して、表気《ひょうき》ようやく開く。然るに余寒《よかん》なお烈《はげ》しくして、風寒《ふうかん》に感じやすし。つつしんで、風寒に当たるべからず、感冒《かんぼう》・咳嗽《がいそう》の患《わずら》いなからしむべし。（巻第六　慎病12）

「春になると陽気が発生し、寒さに身構えていた肌もやわらいで、からだの表面の気がようやく開き始めます。余寒はまだまだ激しいので、かぜを引きやすくなります。寒い風に当たらないように用心し、かぜや咳の病気にかからないようにしましょう」

春（2月〜4月頃）は、命あるものが生まれてくる、新鮮な「気」に満ちた季節。冬に溜まった汚れを解毒しながら、活動の準備をします。

春の暮らし方

植物が芽吹き、動物が冬眠から目覚める春。同時に細菌や花粉なども動き始めます。

余寒とは、立春（2月4日頃）以降の寒さのこと。暦の上では春ですが、寒さはまだ続いています。植物の若芽が余寒によって傷むことがあるように、人間もダメージを受けやすくなります。

この時期に悩まされる花粉症は、透明な鼻水が出るケースがほとんど。漢方において、**透明な鼻水はからだが冷えている証拠です。**外気が20度を超えることもあり、「寒くない」と油断しがちですが、からだの中はまだ冷えているのです。寒さと暖かさのバランスをとるのが難しいこの時期は、急に薄着にならないようにするのが肝要です。

漢方でいえば春は肝《かん》が乱れやすい時期。イライラしやすく自律神経失調症や五月病にかかりやすくなります。からだを動かして自ら陽気をつくり、気のめぐりを助けるようにするとよいでしょう。

春の食事

活動のスタートを切る春は、解毒のシーズンといえるでしょう。

冬は運動量が低下し、脂肪や老廃物を溜め込んでいます。たとえるなら車庫に置きっぱなしのクルマと同じ。エンジンオイルが汚れたままのクルマをいきなり走らせると故障しやすくなります。

人も同じように、活動期を控えた春は、冬の汚れを取り去ることが必要です。春になり、プロスポーツ選手が活動を始めてすぐ怪我をする場合は、冬の間に暴飲暴食をして、体内が汚れたままという可能性があります。

老廃物が溜まったからだは、春になって風（外気）に煽られると上半身に気が上がり、花粉症やニキビ、自律神経失調などの症状としてあらわれます。

まずお正月が終わったら、立春までを目標に、ダイエットをしてベスト体重に戻しておきます。

そして春の食材が出始めたら、**解毒作用を持つもの、消化吸収を高める甘味の性質のものを食べます。**

解毒作用があるのはたらの芽やふきのとう、うど、たけのこなどの山菜。

乱れやすい春の気のめぐりを整えてくれるのは、せり、みつば、菊花、ミント、パセリ、パクチーなどの香味野菜。そして菜の花やにら、セロリなどの旬野菜。

元気を養ってくれる甘味の食材は、キャベツやしいたけといった旬野菜になります。

24

陽気が最大になる夏。早朝から活動を開始しエネルギーを取り込む。

夏は発生《はっせい》の気いよいよ盛んにして、汗もれ、人の肌膚《きふ》、大いに開くゆえ、外邪、入《い》りやすし。涼風に久しく当たるべからず。（巻第六　慎病13）

「夏は気が盛んに発生し、汗も出て、毛穴も開くので、そこから外邪が侵入しやすくなります。冷たい風に当たりすぎてはいけません」

夏（5月〜7月頃）は、命あるものが生長し、生い茂り、花を咲かせる季節。自然界の陽の気も最大になり、人間の新陳代謝も活発になります。

夏の暮らし方

夏は、日照時間が長く、自然界の気のエネルギーが高まる季節です。

夏の日の出は午前4時頃。すでに外は明るくなっています。自然のサイクルに合わせ、夏は早起きして活動を始めたいものです。

漢方には、「冬病《とうびょう》夏治《かち》」という言葉があります。これは、**「冷えが原因でかかる冬の病気を、夏のあいだに予防・治療する」**という意味です。

夏に陽の気を取り込めないと、冬以降の体調に影響します。酷暑やウイルス感染を嫌って屋内に閉じこもってばかりいると、冬に体調を崩すことが多くなります。冬を快適に生活するためにも、夏は早起きをして、陽気をたっぷりとからだの中に入れておきたいものです。

また「はなはだ暑いときも冷水で顔を洗うと目を痛める」という記述もあり

ます。冷風、冷水でからだを冷やしすぎないよう注意が必要です。

夏の食事

夏はもっとも養生すべき季節ゆえ、食あたり、軟便、下痢、嘔吐をともなう胃腸炎、悪寒や下痢を引き起こす熱病に注意するように、と『養生訓』にあります。これはおそらく冷蔵庫などがない江戸時代、食材が傷みやすく、食中毒の確率が高かった事情もあったでしょう。

夏は伏陰《ふくいん》とて、陰気かくれて腹中にあるゆえ、食物の消化すること遅し。多く飲食すべからず。温かなるもの食らいて、脾胃を温めるべし。冷水を飲むべからず。すべて生冷の物を忌む。（巻第六　慎病13）

「夏は、陰の気が腹中に隠れているので、消化が遅くなります。**たくさん飲食しすぎてはいけません。温かいものを食べて脾胃を温めましょう。**冷水を飲んではいけません。あらゆる生もの冷たいものを避けます」

食欲の落ちる夏は、素麺などの冷たいものが食べやすいのですが、だからといって食べすぎるのはよくありません。

夏こそ、温かいものを食べてお腹を冷やさないこと。ねぎやしょうが、しそなどの薬味を使って、お腹が冷えない工夫をするといいでしょう。

漢方でも、「暑さ対策に苦味を取り入れる」「汗のかきすぎに酸味で締める」「水分は少量をこまめにとる」などは代表的な夏の養生法です。

コーヒーや緑茶、ゴーヤといった苦味の食材は暑さ対策に最適です。汗のかきすぎには酸味のあるものを。パイナップル、ブルーベリー、キウイフルーツ、ももなどは、夏によい酸味の食材です。

水分も、冷たくしすぎないものをとりましょう。

25

湿度が高まる梅雨。内外の「湿」のコントロールを。

床を高くし、床の下の壁に窓を開きて、気を通ずべし。（中略）居処《きょしょ》も寝屋《ねや》も、高く乾ける所よし。これ皆、外湿を防ぐなり。（巻第六　慎病9）

「床を高くし、床下に通気口をつくって、風を通しましょう。（中略）居間も寝室も、高く乾いている場所がよい。これはすべて外湿を防ぎます」

陰陽五行説では、季節の移り変わりの時期を土用といいます。土用はすべての季節にありますが、なかでも夏の土用は梅雨から梅雨明けの時期にあたり、高温多湿による不快指数が高まります。

梅雨の暮らし方

日本は海に囲まれ、もともと湿気が多い気候です。特に梅雨どきは雨天が続き、気温も湿度も高まります。湿気による不調が多くなり、からだのだるさ、お腹のつかえやむくみ、リウマチや神経痛の悪化などが起こります。

この状態を、漢方では、からだに水が滞留していると考え、水滞といいます。

水滞は「舌」をチェックするとわかります。舌の両縁に「歯形」が付いている、形がボテッと大きめ、苔が厚いという場合は水滞です。比較的女性に多く見られます。

梅雨の時期は、住まいの湿度に注意しましょう。

人は風や寒さ、暑さに対しては敏感ですが、湿気によるダメージは自覚しづらいのが特徴です。さらに湿気は、長期間にわたって、深く影響を与えます。湿気をそのままにすると病が治りにくくなる場合もあります。

日本の家は湿気対策の優先順位が高く、空気の流れを考慮した造りです。しかし家を選べない場合は、除湿機やエアコンで調節し、晴天にはこまめに布団を干すなど、できることで対処しましょう。

梅雨の食事

梅雨どきは、湿によって五臓の脾に負担がかかります。いつも以上に、食べる量と時間を注意し、**空腹の時間をつくって脾胃を休める**といいでしょう。温飲温食もこころがけます。

そして、非常に大切なのは水分を取りすぎないことです。漢方では、むくみなどをもたらす過剰な水分を内湿といいます。内湿を防ぐためには、水やお茶、お酒などの水分摂取、果物や冷たい麺、冷菓も抑え目にします。

水のめぐりをよくする食材としては、黒豆、あずき、はとむぎ、緑豆、とうもろこしのヒゲ、金針菜などがあります。適度に取り入れてみてください。

26

残暑のなかに涼風吹く。複雑な気候である秋は衣服の調整と乾燥対策が要。

秋は、夏の間肌開《はだびら》け、七・八月は、残暑もなお烈《はげ》しければ、腠理《そうり》いまだ閉じず。表気いまだ堅からざるに、秋風すでに至りぬれば、感じてやぶられやすし。慎んで風涼《ふうりょう》に当たり過ごすべからず。（巻第六　慎病18）

「秋は、夏のあいだに開いた毛穴もそのままで、8月下旬から9月にかけては残暑も厳しく、肌のきめも閉じていません。からだの表面の気も堅固でなく解放的。そんな状態で秋風が吹き始めるので、体調を崩しやすくなります。涼しい風に当たらないように用心しましょう」

秋（8月〜10月頃）は、すべてのものが成熟する季節。爽やかさが増すとともに、乾燥が気になります。

秋の暮らし方

初秋はまだ夏の影響を受けており、体内には熱と湿が残っています。急に厚着をすると、熱と湿気がのぼってきて、鼻炎やのどの炎症などが起こりやすくなります。だからといっていつまでも薄着のままでいると、乾燥により五臓の肺に負担がかかります。この時期は、脱ぎ着できる薄物を重ね着し、衣服の調節をしましょう。

また、体表面を守る皮膚や髪、鼻、のどが乾燥し、皮膚病や呼吸器の症状を悪化させる時季です。夏に暑さで体力を消耗した人は、秋にのどかぜを引いて、夜の空咳《からせき》がなかなかとれなくなるなど、不調を引きずる傾向があります。

また、体内のうるおい不足も引き起こし、コロコロ便になりやすいのです。「粛殺《しゅくさつ》の気」という言葉があります。これは「秋の冷たく厳しい空気が植物を枯らしてしまう」という意味です。青々と茂っていた葉が紅葉するさまは、昔の人にとって植物が死にゆくように映ったのかもしれません。植物を殺してしまうほどの秋の気に注意しなさい、という戒めなのでしょう。

秋の食事

秋口は残暑で食欲もさほどではありませんが、**徐々に冬に向けて栄養を蓄え始めます。**

まずは乾燥対策です。秋は、なし、ぶどう、柿、りんご、かりん、ざくろなどの果実が実ります。漢方では酸甘化陰《さんかんかいん》といい、酸味と甘味の組み合わせはからだをうるおすと考えます。秋の果実で乾燥とうるおい対策をしましょう。

また、白い食材、たとえば白ごま、白きくらげ、ぎんなん、ゆりね、松の実、くるみ、杏仁などは、肺を養う食材です。

来るべき冬に備えて、さんま、鮭、さば、やまいも、かぼちゃなどでスタミナをつけましょう。くり、さつまいも、さといもなど秋の味覚は、腸内環境を健やかにします。

27

自然界の陽気が減る冬。からだを温め、しっかり休息を。

冬は天地の陽気閉じ隠れ、人の血気《けっき》、おさまるときなり。心気《しんき》を静かにし、おさめて保《たも》つべし。（巻第六　慎病19）

「冬は、天地の陽気が閉じ隠れ、人の血気がしずまるときです。心《しん》の気を落ち着かせ、体内におさめて保ちましょう」

冬（11～1月頃）は気温が下がり、エネルギーを蓄える季節です。肌を外に出さず、休息をとり、からだを温めることが大切です。

冬の暮らし方

冬の寒さは、からだにもっとも悪影響を及ぼします。寒《かん》はからだのめぐりを止める性質があり、めぐりが悪くなると痛みが生じます。そのため、腰痛、神経痛、歯痛などの症状が起こりやすくなるのです。

ただし、温めすぎてのぼせてもいけません。

「厚着、暖房機器の当たりすぎ、熱すぎるお湯に入浴するのもよくありません。動きすぎて汗をかき、陽気を外に漏らしてもいけない」

冬に汗をかきすぎるといけないのは、汗によって熱（陽気）を発散しても、外は陰の気に満ち、陽気を補うことができないからです。汗のかきすぎは陽気の貯金を崩すので、体力を消耗させないようにしましょう。

また、冬は自然界の陽気が減少することによって、人のやる気も減っていきます。**休息の時期ですから、心静かに過ごすのがよいのです。**

冬の食事

スープや鍋物で、からだを内側から温めましょう。

羊肉、鶏肉、えび、たまねぎ、にら、かぼちゃ、くるみといったからだを温める食材も積極的にとるとよいでしょう。

冬は、寒さによって腎の働きが低下します。**腎を補う黒い食材を積極的に取り入れましょう。**たとえば黒ごま、黒きくらげ、黒豆、黒米、しいたけ、黒糖、海藻類はおすすめです。

また、かぜの予防には、みかんなどの柑橘類で、ビタミンCをしっかりとります。

其の

四

こころ穏やかになるための五感のトリセツ

『養生訓』には五感（五官）に関する章があります。
五感の安定は五臓の養生にもつながります。
そこで、漢方の解釈とともに、
五感のエッセンスをまとめました。

28

心《しん》はからだの君主。こころ穏やかに過ごすことが養生の基本。

心《しん》は身の主《あるじ》なれば、安楽ならしめて苦しむべからず。（巻第五　五官1）

「心はからだの君主なので、安楽にし、苦しませてはならない」

こころとからだの養生は別ものではなく、同じ道です。心《こころ》、食、動、休、環、これら5つの指針にあるように（34ページ）、養生はこころの修養を積み、平和で穏やかな気持ちになることが欠かせません。

こころの修養とは、怒らない、焦らない、小さなことでくよくよしない、悲しまない、嘆かないようになることです。

心《しん》は五臓の一つ。漢方でも、心は君主の官といわれます。からだ全体を統括する心が乱れると五臓全体が乱れるのです。心を落ち着かせれば、気の浪費も減って、五臓も落ち着き、病気にかかりづらくなります。


養生に志あらん人は、心《しん》に常に主《あるじ》あるべし。主あれば、思慮《しりょ》して是非《ぜひ》をわきまえ、怒りを抑え、欲をふさぎて、誤り少なし。（巻第一　総論上34）

「養生を志す人は、常に心に自分の主君がいると考えてみましょう。主君がいれば、注意深く考えて善悪の道理をわきまえ、怒りを抑え、欲をかきすぎず、間違うことも少なくなります」

武士には主君がいたものですが、現代人にとって主君はイメージしづらいかもしれません。そういう場合は、自分の本質、正直な気持ち、良心、メンターなどを想像するのもいいでしょう。

養生の要は、**自分を欺《あざむ》くことをやめて、悪い習慣をしないようにする**ことです。

「人の悪口をいうことは悪い行為であると知っているのに、自分の本当のこころに嘘をついて悪口をいい続けるのは、養生の道に反しています」

言葉にも陰陽があります。ポジティブな言葉を使えばポジティブな影響が、ネガティブな言葉を使えばネガティブな影響が脳に届きます。自分の言葉をいちばん多く聞くのは自分なのですから、できるだけポジティブな言葉を使いたいものです。

29

過ぎたる感情はからだに毒。五官（耳、目、鼻、口、身体《しんたい》）を正しく使う。

五官は天君の命を受け、
各々官職をよくつとめて恣《ほしいまま》なるべからず。（巻第五　五官1）

「五官は天君（心《しん》）の命令に従って、その職務をまっとうすべきであり、好き勝手してはならない」

耳・目・鼻・口・形（頭身、手足）を五官といい、聞く、見る、嗅ぐ、ものをいう、ものを食べる、動く、というように、各々つかさどる職分があります。

五臓の心《しん》は、五官を正しく使うのが仕事。そして、五官が正しく機能しているか、常にチェックしなければなりません。

「そもそも耳、目、口、身体《しんたい》は、見ること、聞くこと、食べること、色欲を好み、自分勝手をしがちである。この欲をこらえきれないことが悪なのだ」

五官からの情報や刺激によって感情が揺さぶられると、心もかきみだされ、体調を崩してしまいます。これでは、五官が心を振り回し、君主と家来の関係が逆になり、道理から外れます。

健康に対する脅威は、ウイルスや環境などの外敵だけではありません。むしろ、**感情の乱れなどの内敵のほうが、健康に対する脅威となることがあります。感情が乱れることで、からだはバランスを崩して外敵の侵入を許し、病気の原因となるのです。**

漢方では、怒《ど》、喜《き》、思《し》、悲《ひ》、憂《ゆう》、恐《きょう》、驚《きょう》の7つの感情を七情《しちじょう》といいます。これらが過剰になると五臓の不調を引き起こします。常に自分の感情をチェックすることも大切です。

［七情］

怒

関連する五臓は「肝」。怒りすぎると、肝の気が上昇します。すると、気が血と一緒に頭部に上り、めまい、目の充血、頭痛などの症状があらわれます。

喜

関連する五臓は「心」。喜びすぎると、心の気が緩みます。すると、精神の安定が崩れ、集中力の低下、動悸などの症状があらわれます。

思

関連する五臓は「脾」。思い悩んだり、くよくよしすぎると、脾の気のはたらきがつまります。すると、お腹の張り、軟便、食欲不振などの症状があらわれます。

悲・憂

関連する五臓は「肺」。憂いたり、悲しみすぎると、肺の気が消えて沈みます。すると、呼吸が早くなる、咳、声のかすれなどの症状があらわれます。

恐・驚

関連する五臓は「腎」。恐れすぎたり、驚きすぎると、腎の気が乱れたり、下がったりします。すると、尿漏れ、性欲減退、精神不安などの症状があらわれます。

30

40歳を過ぎたら できるだけ耳目《じもく》を休める。 外の刺激をシャットダウンする 時間が必要。

入門にいわく、年《とし》四十以上は、事なきときは、つねに目をひしぎてよろし。用事なくんば、開くべからず。（巻第五　五官18）

「『医学入門』にはこう書いてあります。40歳を過ぎたら、用事がないときは、いつも目を閉じておきなさい、と」

『医学入門』とは、明《みん》代の李挺《りてい》が著した総合的医書（1575年発刊）。益軒はよく読んでいたようで、『養生訓』にもしばしば引用しています。

益軒は「83歳になっても、目がはっきり見えて、眼病にもかからず、夜に細かい字を読んだり書いたりすることもできる」と書いています。特に晩年は本の執筆をするうえで、目を大切にしていたのでしょう。

益軒がいうように、実際、40歳を過ぎたら、必要がなければ目を開けなくていいほどです。しかし、五感の刺激があふれている現代では少し難しいですね。「抑目静耳《よくもくせいじ》」という言葉があります。人間は、目や耳を通じて情報を取り入れ、脳で情報処理します。しかし、それによって欲やストレスが生まれ、こころが疲れます。こうしたダメージを避けるために、**目と耳からの情報を抑え、こころを鎮める**のです。

漢方的にいえば、目は血《けつ》を浪費します。目が疲れると、五臓の肝《かん》が乱れ、怒りっぽくなったりイライラしたりして眠れなくなります。

ですから、できるだけ目を休めましょう。せめて寝る前の1～2時間前は照明を暗くし、極力テレビやスマートフォンを見ないようにします。

四十歳以後は、早くめがねをかけて、眼力を養うべし。（巻第五 五官24）

「40歳になったら、早めにめがねをかけて、視力を保護するのがよい」

早い人では40歳を過ぎると老眼になり始めます。見えないままで無理するより、自分に合っためがねをかけるのがいいということでしょう。

また、目だけでなく耳を休ませることも大切です。四六時中、音楽やテレビ、ラジオを流し続けるのはやめて、夜が更ければスイッチを切り、静寂に浸る時間を持つことは疲労をとるのに非常に大切です。

時には自然の豊かな場所におもむき、美しい景色や静けさに耳目を喜ばせるのもよいでしょう。

31

天地の気と人の内なる気は同じもの。ゆったりとした呼吸で気を入れ替える。

これ古くけがれたる気を吐き出して、新しき清《きよ》き気を吸い入るなり。新しきと古きを替《か》ゆるなり。（巻第二　総論下61）

「呼吸とは、古く汚れた気を吐き出し、新しく清い気を吸い込むこと。新しい外気と古い内気を入れ替えることです」

息は「自らの心」と書くように、息をすることは生きている証《あかし》です。

呼吸とは絶えず出入りする息のこと。呼とは出る息で、からだの内側にある気を吐き出すこと。吸は入る息で、外気を吸うことです。

『養生訓』では、呼吸の意味をこう説明しています。

「人のからだの中にある気は、天地の気と同じもの。内と外は通じているのです。私たち人間が天地の気の中にいることは、魚が水の中で生きていることと同じ。ただ、からだの中にある気は古くなり、汚れています。天地の気は新しくて清らかなので、時々外気を鼻からたくさん吸い込むとよいでしょう」

新しい外気と古い内気を入れ変える呼吸法を紹介しましょう。

内外の気を入れ替える呼吸法

一. 仰向けになり、足を伸ばして、目を閉じる。
二. 軽くこぶしを握り、からだから15センチほど離したところに置く。
三. ゆっくりと鼻から息を吸い込み、臍下丹田《せいかたんでん》に深く入れる。
四. 口から少しずつ、静かにゆっくり息を吐き出す。荒っぽく吐き出さない。

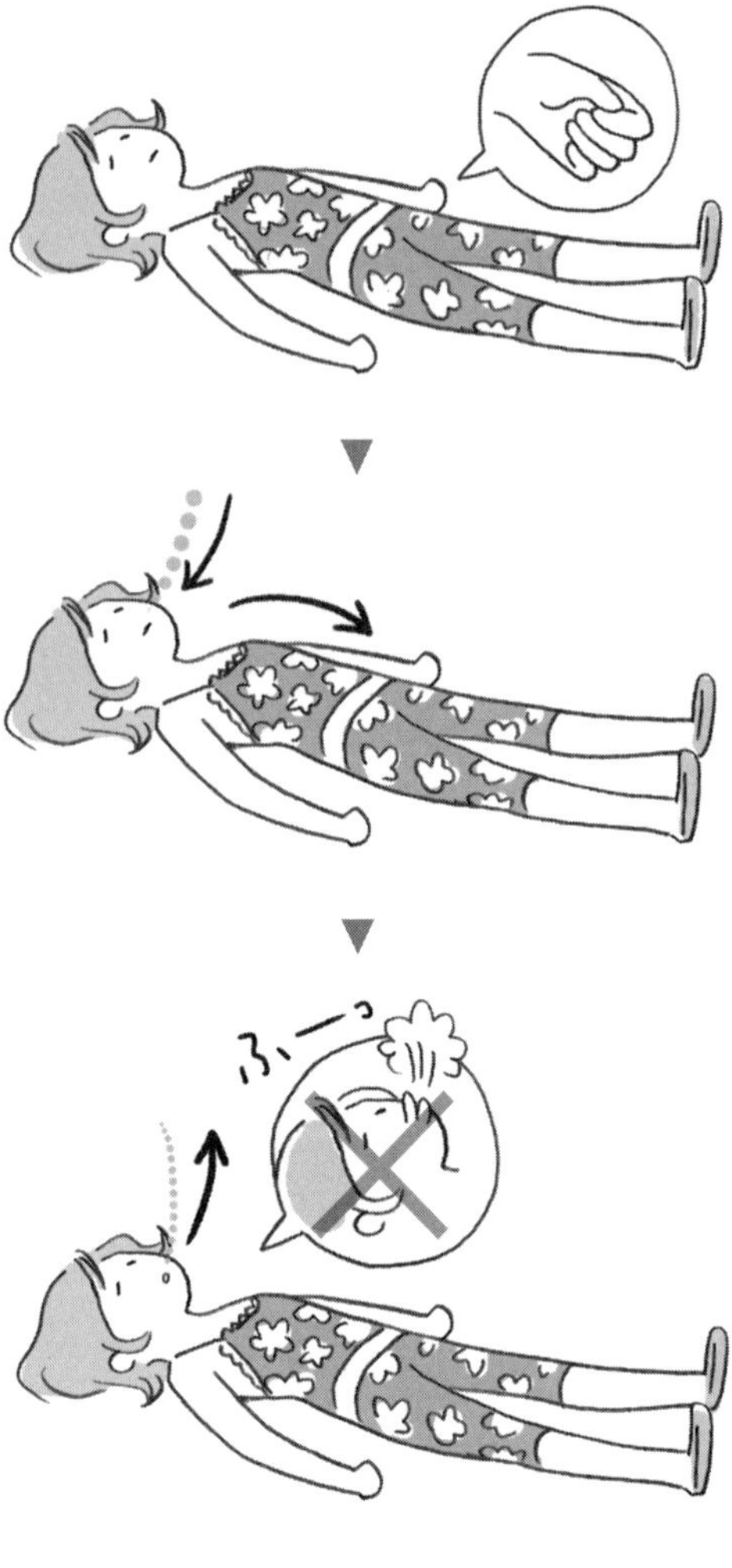
ふーっ

丹田とは、気力が集まり、また気力をつくり出すからだの部位。へそから指4本下の場所を臍下丹田といいます。

呼吸は、吸うよりも、吐く時間を長くします。3秒鼻から吸い込み、7秒口から吐き出すのが目安です。また、吐ききったあと吸いきったあとに、お尻の穴をキュッと締めるように意識すると、気が整います。

この呼吸法は、1日に1~2回程度おこないます。

規則的な呼吸を穏やかにおこなっていると、息の出し入れも次第に目立たなくなり、見た目には、呼吸をしていないほど静かになります。

「普段から、呼吸はゆるやかに、丹田に深く入れるようにして、速い呼吸はしないように」

深い呼吸は、こころを安定させるのです。

32

歌と踊りはこころをやわらげ気血をめぐらせる養生の道。

古人《こじん》は詠歌《えいか》・舞踏《ぶとう》して血脈《けつみゃく》を養う。詠歌は歌うなり。舞踏は手の舞い足の踏むなり。皆こころをやわらげ、身を動かし、気をめぐらし、からだを養う。養生の道なり。（巻第二　総論下53）

「昔の人は、詠歌と舞踏で血のめぐりをよくしていました。詠歌は声高らかに詩を詠むこと。舞踏は手を舞わせ足を踏む動きのこと。これらはこころをやわらげ、からだを動かし、気をめぐらし、からだを養っていたのです。これぞ養生の道です」

現代であれば、詠歌は歌に置き換えられるでしょう。カラオケや合唱、渋いところでは詩吟などもあります。以前、セラピーの専門家に聞いたのですが、どんな暗い内容の歌であっても、歌うことで気がめぐり、ストレス発散になるそうです。

また踊りも、フラや社交ダンスなどさまざまあり、楽しくからだを動かすことができます。踊りが苦手であれば、ヨガやストレッチ、太極拳や気功などもいいと思います。

楽しくからだを動かし五官を楽しませるのも養生です。

33

奇怪なものや実態のないものを無闇に信じるな。

神怪《しんかい》・奇異《きい》なる事、たとい目前に見るとも、必ず鬼神《きじん》のせいとはいいがたし。人に心病《しんびょう》あり。眼病《がんびょう》あり。この病あれば、実になき物、目に見ゆる事多し。信じて迷うべからず。（巻第六　慎病28）

「怪しいことや不思議な現象を、万が一目の前で見たとしても、必ずしも死者の霊魂や神霊が起こしたこととは限りません。人は、心を病んだり、目の病気になったりします。このような病気にかかっていたら、幻覚を見る可能性もあります。盲信して心を迷わせてはいけません」

昔から人は、見えない世界の話が大好きです。しかし貝原益軒は、怪しげな話を信じてはいなかったようです。

かつて奇怪なものといえば鬼や幽霊でしたが、現代でいえば「情報」でしょう。もはや昔とは比べものにならない量の情報が溢れています。正しい情報だけではありません。ゴシップやフェイクニュースも混じり合い、玉石混淆《ぎょくせきこんこう》の世界です。

情報によって感情がゆさぶられると、五臓では気の流れを管理する肝と、精神を管理する心《しん》の働きが乱れます。肝の乱れは、自律神経失調症やうつ症状を引き起こし、心の乱れは、精神を喧騒状態にさせ、不眠を引き起こします。睡眠時に夢をたくさん見るのも心の乱れ。眠りが浅い証拠です。

奇怪なもの＝実態のない不確かなものととらえると、私たちは、情報ともっと距離を置いてよいのかもしれません。

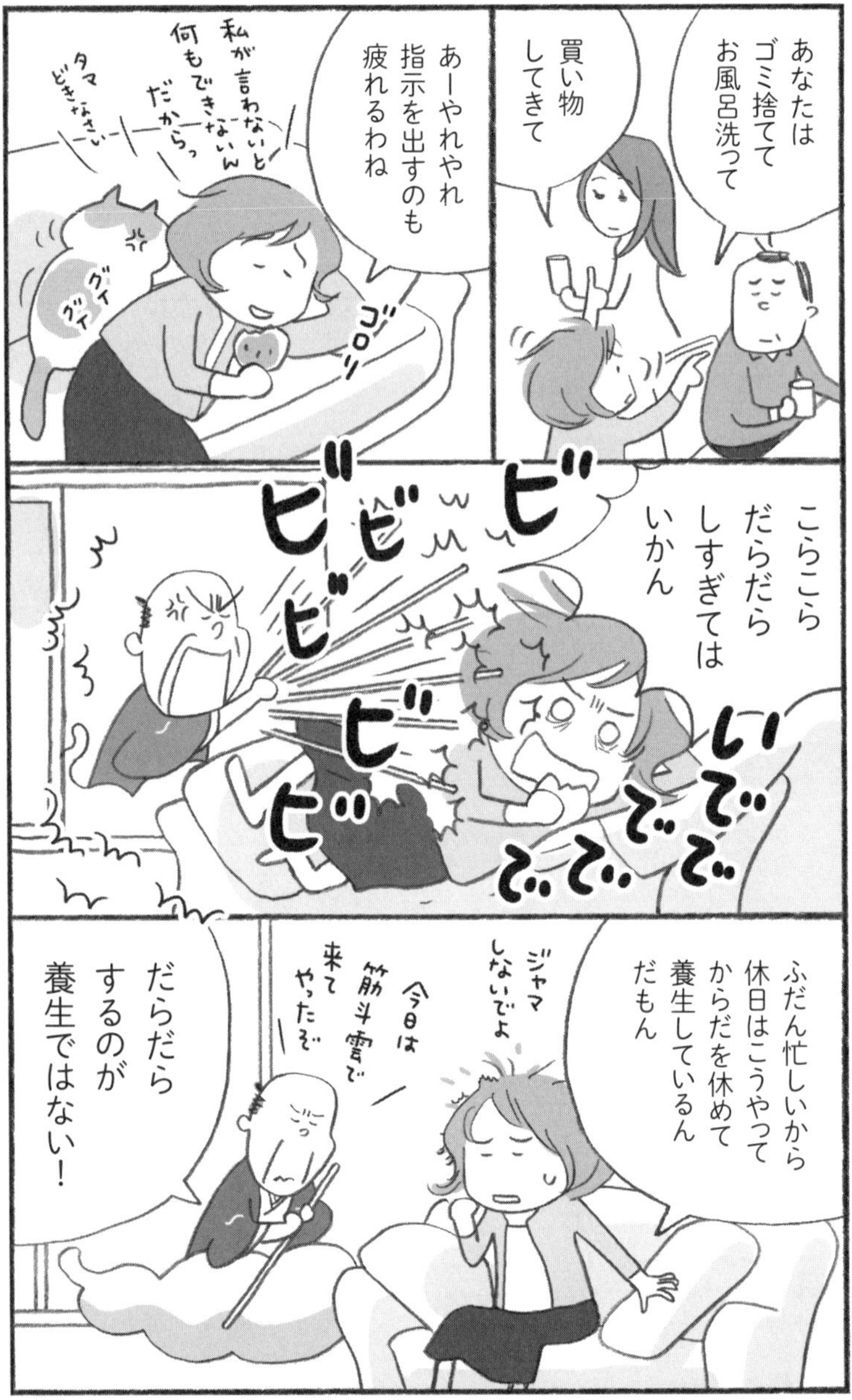

あなたは
ゴミ捨てて
お風呂洗って
買い物
してきて
あーやれやれ
指示を出すのも
疲れるわね
私が言わないと
何もできないん
だからっ
タマ
どきなさい
グイ
グイ
ゴロリ
こらこら
だらだら
しすぎては
いかん
ビ
ビ
ビ
ビ
ビ
ビ
いででででで
ふだん忙しいから
休日はこうやって
からだを休めて
養生しているん
だもん
ジャマ
しないでよ
今日は
筋斗雲で
来て
やったぞ
だらだら
するのが
養生ではない！

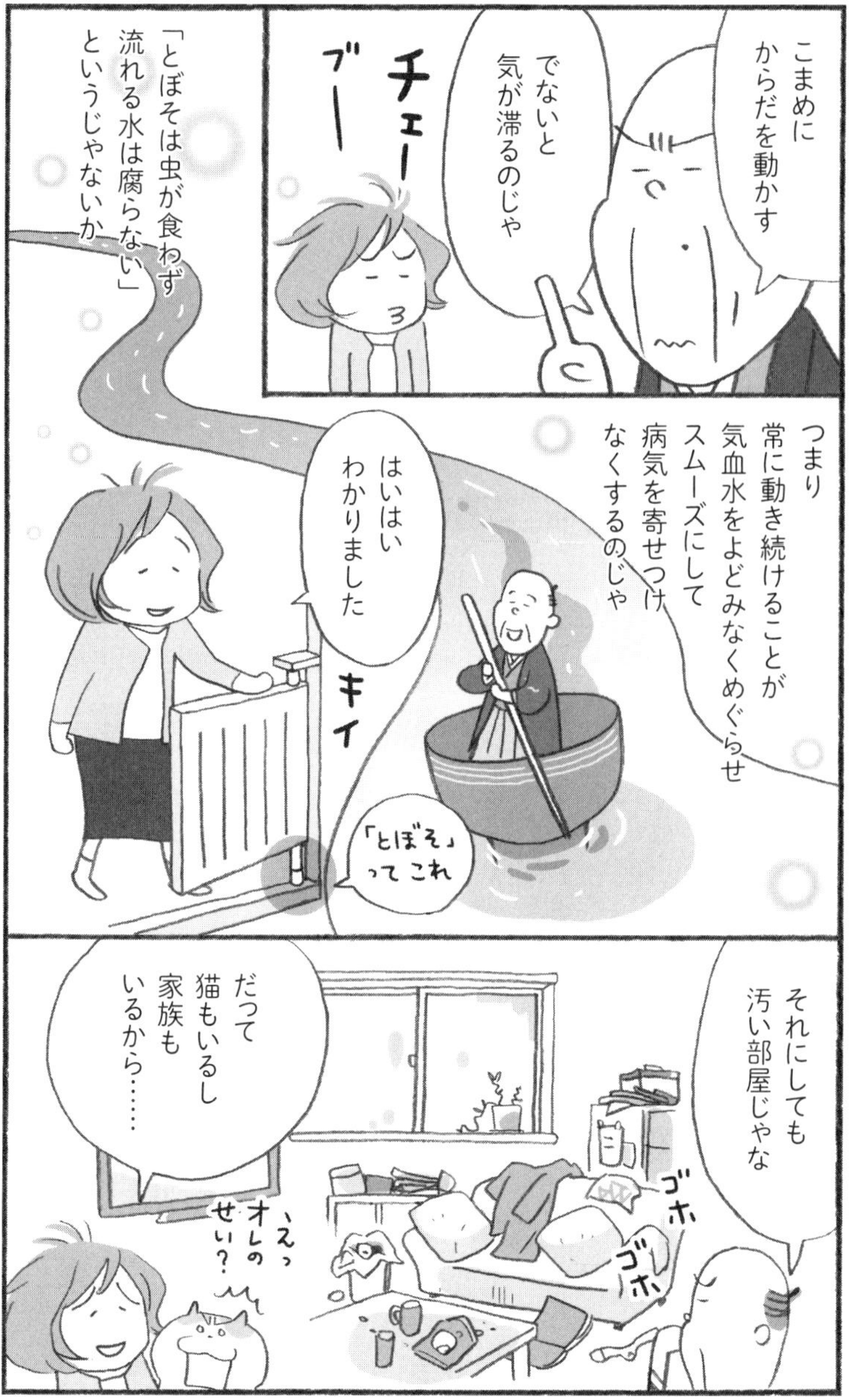
こまめに からだを動かす
でないと 気が滞るのじゃ
チェー ブー
「とぼそは虫が食わず 流れる水は腐らない」 というじゃないか
つまり 常に動き続けることが 気血水をよどみなくめぐらせ スムーズにして 病気を寄せつけ なくするのじゃ
はいはい わかりました
キイ
「とぼそ」ってこれ
それにしても 汚い部屋じゃな
ゴホ ゴホ
だって 猫もいるし 家族も いるから……
えっ オレの せい？

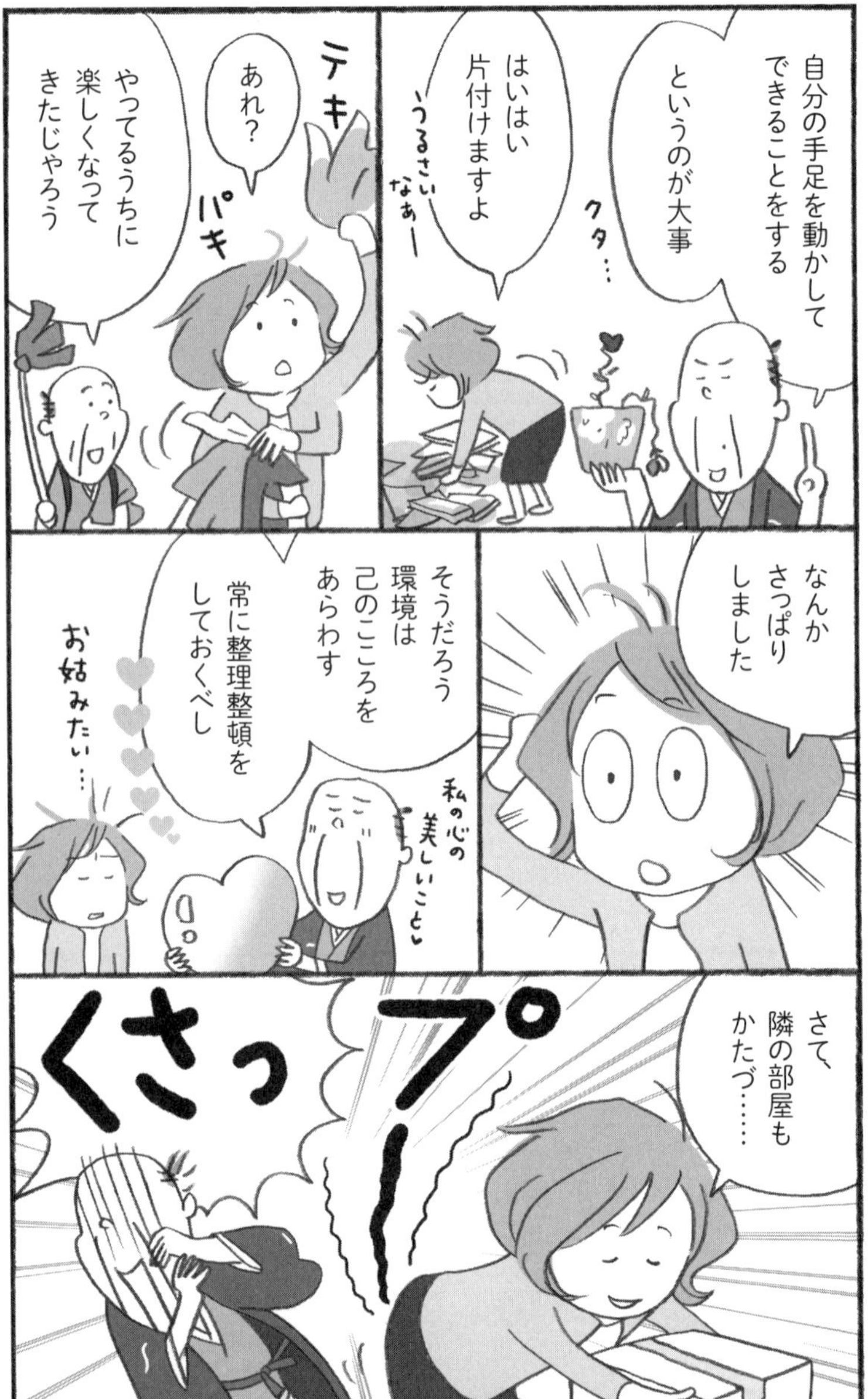
自分の手足を動かしてできることをする
というのが大事
クタ…
はいはい片付けますよ
うるさいなぁー
テキ
あれ？
パキ
やってるうちに楽しくなってきたじゃろう
なんかさっぱりしました
そうだろう環境は己のこころをあらわす
常に整理整頓をしておくべし
私の心の美しいこと
お姑みたい…
さて、隣の部屋もかたづ……
くさっ
プー

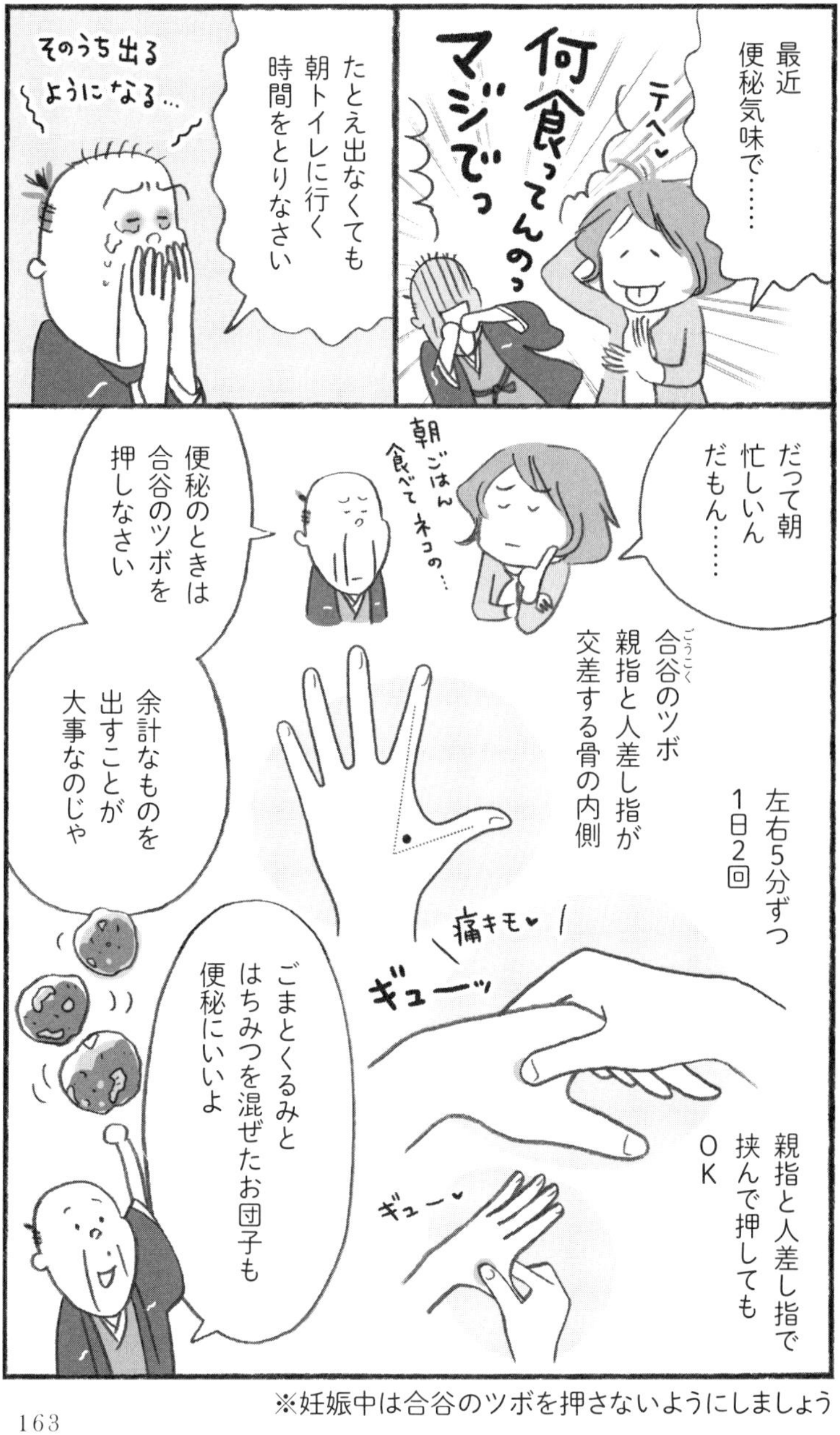
最近便秘気味で……
テヘ
何食ってんのっ
マジでっ
たとえ出なくても朝トイレに行く時間をとりなさい
そのうち出るようになる…
だって朝忙しいんだもん……
朝ごはん食べてネコの…
便秘のときは合谷のツボを押しなさい
合谷《ごうこく》のツボ
親指と人差し指が交差する骨の内側
左右5分ずつ
1日2回
余計なものを出すことが大事なのじゃ
痛キモ♥
ギューッ
親指と人差し指で挟んで押してもOK
ギュー♥
ごまとくるみとはちみつを混ぜたお団子も便秘にいいよ

※妊娠中は合谷のツボを押さないようにしましょう

いつもギリギリまで寝ているから時間がなくなるのだよ
日の出とともに起きなさい
それ何時よ!
アサー
本日の日の出 05:08
だって、寝る前に韓国ドラマを見てると深夜になっちゃうんだもん
きゅん…
まずは深夜零時には寝ようよ
ふむ…
深夜零時ならいけるかも
エキケンひとくちアドバイス
朝起きたら軽く運動したり
フットケアしたりするといいよ
どうだ私の屈伸は!
オレの背伸びもなっ
足裏にはツボがいっぱい

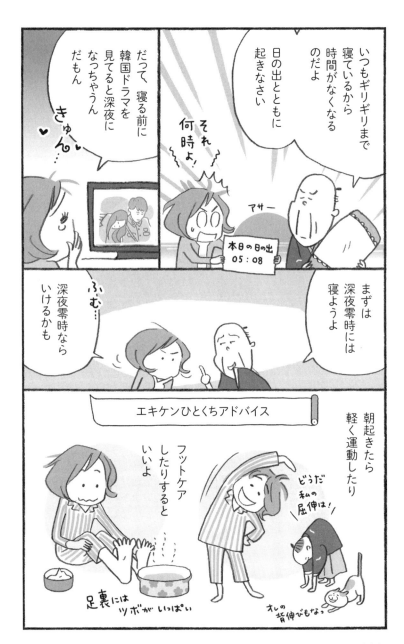

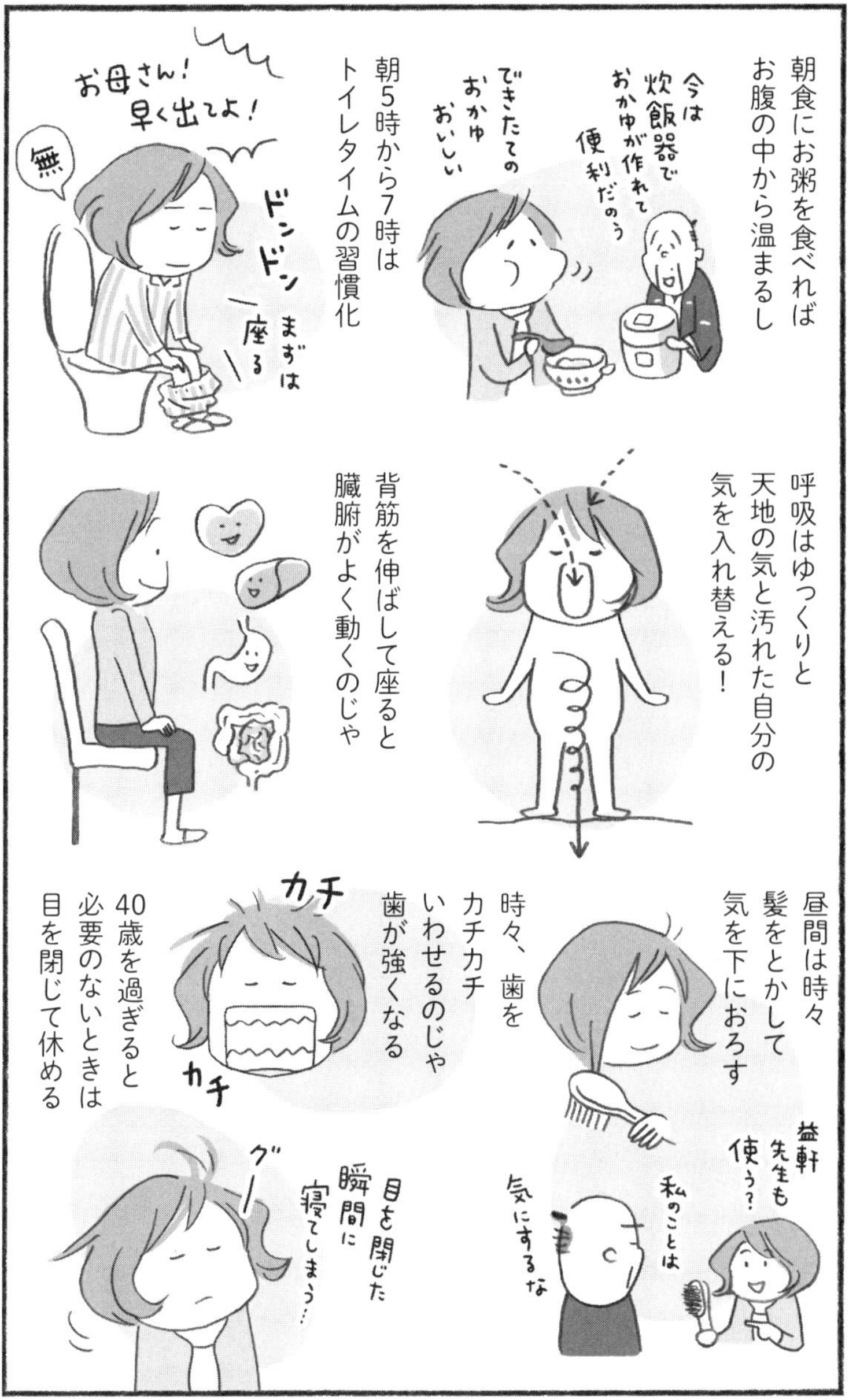
朝食にお粥を食べれば
お腹の中から温まるし
今は炊飯器でおかゆが作れて便利だのう
できたてのおかゆおいしい
朝5時から7時は
トイレタイムの習慣化
お母さん！早く出てよ！
無
ドンドン
まずは座る
呼吸はゆっくりと
天地の気と汚れた自分の
気を入れ替える！
背筋を伸ばして座ると
臓腑がよく動くのじゃ
昼間は時々
髪をとかして
気を下におろす
益軒先生も使う？
私のことは気にするな
時々、歯を
カチカチ
いわせるのじゃ
歯が強くなる
カチ
カチ
40歳を過ぎると
必要のないときは
目を閉じて休める
目を閉じた瞬間に寝てしまう…
グー

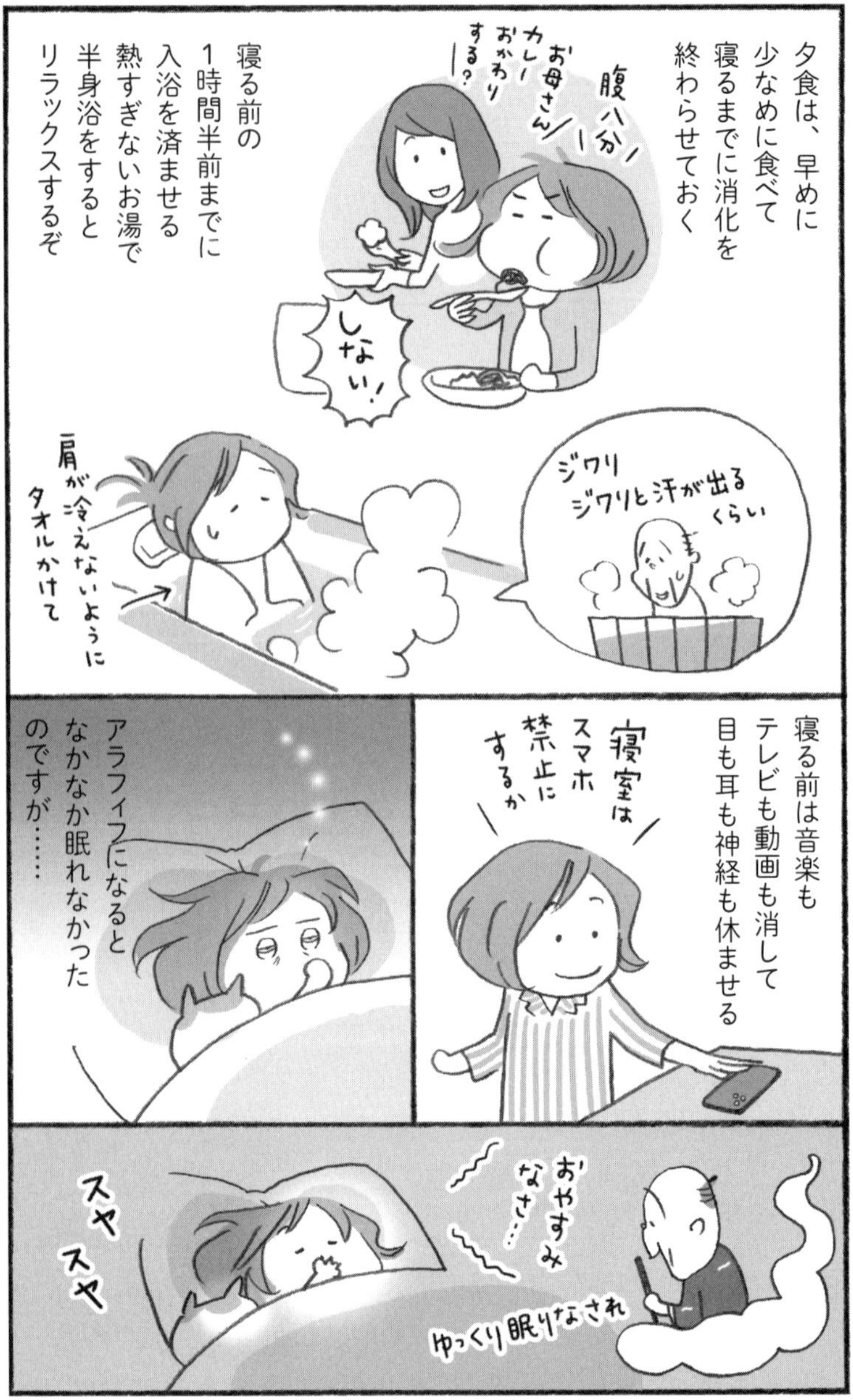
夕食は、早めに少なめに食べて寝るまでに消化を終わらせておく
腹八分！
お母さんカレーおかわりする？
しない！
寝る前の1時間半前までに入浴を済ませる熱すぎないお湯で半身浴をするとリラックスするぞ
ジワリジワリと汗が出るくらい
肩が冷えないようにタオルかけて
寝る前は音楽もテレビも動画も消して目も耳も神経も休ませる
寝室はスマホ禁止にするか
アラフィフになるとなかなか眠れなかったのですが……
おやすみなさ…
ゆっくり眠りなされ
スヤスヤ

其の

伍

生活習慣が
人生をつくる！

衣食住を整え、しっかり動き、ゆっくり休む。
このメリハリある生活が、
体調を整え、心身を丈夫にします。

34

とぼそは虫が食わず、流れる水は腐らない。常にからだを動かせば気血水は滞らない。

我に相応《そうおう》せる事をつとめて、手足をはたらかせるべし。ときに動き、ときに静かなれば、気めぐりて滞らず。（巻第二　総論下2）

「手足を動かして、自分にできることをつとめなさい。動くべきときは動き、静かにすべきときは静かに過ごしていれば、気はめぐって滞らない」

養生というと、栄養のあるものを食べて安静にするイメージかもしれませんが、それだけではありません。

後漢末期の漢方医・鍼灸医だった華陀《かだ》は、「人のからだは動かすべきで、労働すれば消化がうながされ、血のめぐりもよくなる」といっています。（巻第二総論下3）

また、中国戦国時代末期に編纂《へんさん》された書物『呂氏春秋《りょししゅんじゅう》』には、「流水腐らず、戸枢《こすう》むしばまざるは動けばなり。形気《けいき》もまた然り」とあります。流れる水は腐らず、常に開け閉めしている扉の軸（とぼそ）は虫に食われない。常に動くものは、滞りが生じないというわけです。

用事があるなら、それを誰かにやらせるのではなく、自分が動くこと。そうすれば、余計な気遣いも費用も要らず、思うままに速やかに事が整います。これを「清心省事《せいしんしょうじ》（気がかりなことをつくらず手間を省く）」といいます。

動かないものは命が短く、動くものの命は長く久しい。これが養生の要です。

現代は交通機関が発達し、何をするにも機械が代わりにやってくれるので、『養生訓』の時代に比べてはるかに便利になりました。

そんななか、漢方相談に来られるお客様の話をうかがうと、あきらかに運動不足だと感じます。まったく運動しないか、したとしても月数回のゴルフや習い事ていど。

現代人は忙しいので時間がないのは仕方がありません。しかし、できるだけ徒歩で、エレベーターやエスカレーターではなく階段を使う、こまめに家事をするなど、日常でできることはいくらでもあります。

「生活のなかでまめにからだを動かす」と、常に念頭に置いておきましょう。

35

環境は自分自身を映し出す鏡。住まいを整えれば心身もまた清まる。

外境《がいきょう》いさぎよければ、中心もまたこれにふれて清くなる。外より内を養う理《ことわり》あり。ゆえに居室は常に塵埃《じんあい》を払い、前庭《ぜんてい》も家僕《かぼく》に命じて、日々いさぎよく掃かしむべし。（巻第二 総論下67）

「環境が清潔であると、内側も影響されて清らかになります。これが、外側から内側を養生する理由です。ですから、部屋はいつもゴミやほこりを取り除き、庭も掃いてきれいにしておきなさい」

環境は自分自身を映す鏡。外側の乱れは内面の乱れの反映でもあります。**外側を整理することで内面を整えていく**のも養生の道です。

儒学者でもあった益軒は、質実剛健な精神を好んだのでしょう。

「いつも居る部屋、いつも使用する家具は、飾り気なく、質素で、清潔にして、さっぱりしたものがよい。器というものは、用を満たして不自由しなければそれで充分。華美なものを好めばそれが癖となり、贅沢となって、苦しみの元となり、養生の道の妨げとなってしまうのです」

家の中はシンプルに。気持ちよく安らかに住めるように工夫することが大切だと益軒はいいます。

現代は、油断するとすぐにものが溢れてしまいます。ものを増やしすぎず、常に整理整頓することが大切です。

私も、仕事が煮詰まると掃除を始めます。不要な書類をシュレッダーにかけ、机の上を整理します。満腹だと胃腸が食べ物を消化しきれないように、机の上がもので一杯だと、新しい発想も生まれてきませんし、仕事もはかどりません。家庭でも、必要なもの以外はできるかぎり処分します。家族の体調がすぐれないとき、気持ちが沈んでいるときは、テラスや物置の掃除をして「家の気」を調えます。

新しいことを取り入れたり、めぐりを良くするためには、まず捨てること。呼吸も吐いてから吸う、食事は出してから食べる、やらないことを決めて時間をつくる。何事も陰と陽のバランスなのです。

36

背筋を伸ばして腰を立たせると、五臓六腑に隙間ができてはたらきが良くなる。

座するには正座すべし。片寄るべからず。燕居《えんきょ》には安座《あんざ》すべし。膝をかがむべからず。またときどき床几《しょうぎ》に腰掛けいれば、気めぐりてよし。（巻第五　五官4）

「座っているときは正座をしましょう。片方に偏った座り方はよくありません。くつろいでいるときはあぐらをかきます。膝をかがめてはいけません。時折、腰かけると気のめぐりが良くなります」

同じ姿勢を取り続けない。からだが歪まないように、床に座るときも椅子に座るときも、左右同じように体重をかけて、偏らないようにします。

膝をかがめてはいけないと益軒がいっているのは、体育座りのことだと思います。これが良くないのは、背中が丸まり五臓六腑が窮屈になるからでしょう。

「立腰《りつよう》」といって**腰を立たせると、五臓六腑に隙間を与えられ、機能が良くなり、気血のめぐりも良くなります。**

そこで、座りっぱなしのデスクワーカーにおすすめしたいのは、日常で少し背中を意識してみることです。

漢方では、背中側を「陽」、お腹側を「陰」と見ます。背中を鍛えると、代謝が一気に上がるのです。もっとも簡単な背中の鍛え方は、「姿勢を正すこと」です。

①両肩を上に上げる。

②両肩を後ろに引き、胸を広げ肩甲骨を合わせるようにしたら、その位置のまま両肩を下げる。これで正しい姿勢になる。

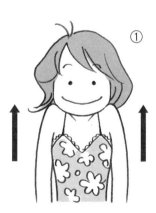

①

②

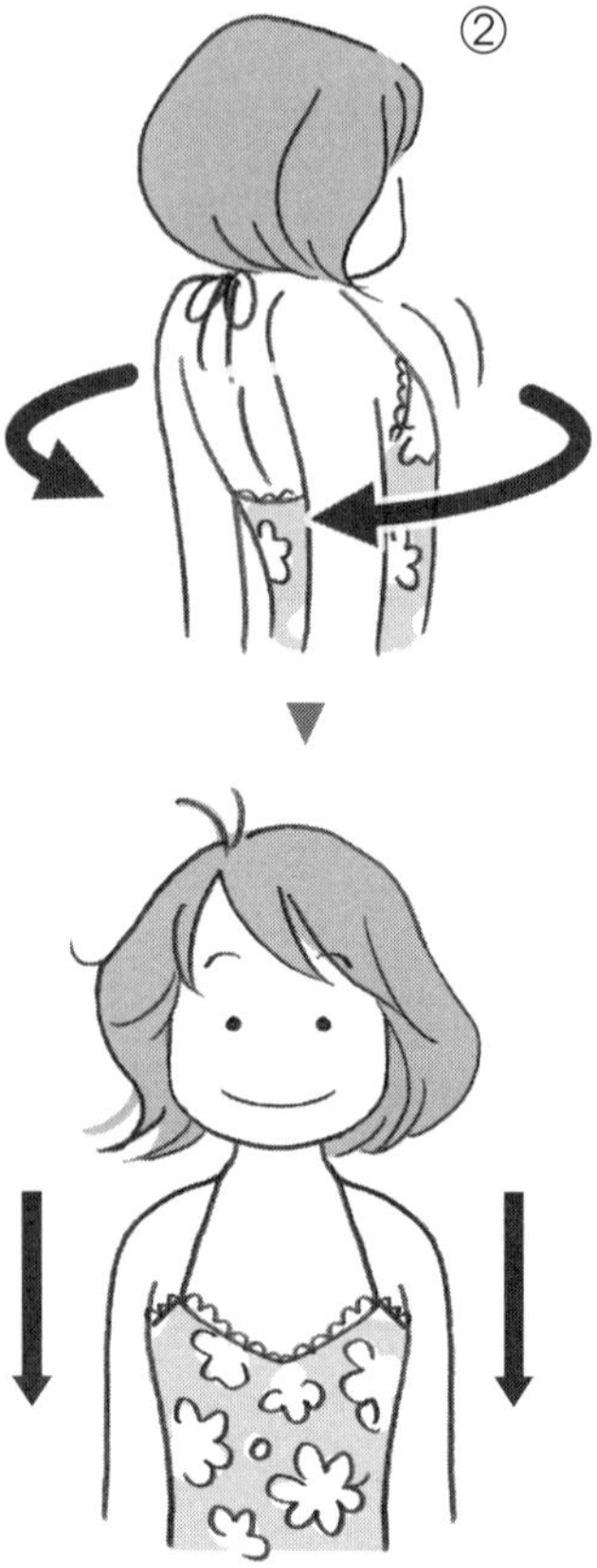

ポイントは、頭頂とお尻の穴が一本線で真っ直ぐつながっているように意識すること。

この動きにより、背筋が伸びて背中に負荷がかかるのがわかると思います。

立っているとき、歩いているとき、食事をしているときなど、普段の姿勢から意識するとよいでしょう。

37

髪をよくとかすと頭の気を下げて全身にめぐらせる。

髪は多くけずるべし。気をめぐらし、上気をくだす。（巻第五　五官14）

「しっかり髪をとかすと、頭に上った気を下げ、気をめぐらせやすくなる」

髪をとかすと気がめぐるというのは意外な養生法ですが、漢方から見ると納得の理由があります。

上半身と下半身のバランスがとれていると、からだの機能が充実し、気持ちが落ち着き、自律神経も安定します。

しかし、現代人は忙しく、スマートフォンやパソコンなどの多用で脳や目を酷使しがちです。すると頭に気血が昇りやすく、神経が高ぶるのです。一方足元には余分な水分が溜まり、冷えてむくみます。漢方ではこの状態を「上実下《じょうじつげ》虚《きょ》」といいます。しかし健康的なバランスとしては、**「上虚下実《じょうきょげじつ》」にしなければなりません。そこで髪や頭部を刺激するのです。**

そこで、歯が密ではないコームやブラシでまめに髪をとかします。ヘッドマッサージをおこなうのも良いでしょう。

また、「顔まわりを刺激すると気を下げられる」とあります。

髪の生え際から下に向かって、顔を2～7回撫《な》で下ろします。左右の中指で鼻の両脇を、人さし指、中指、薬指で耳のつけ根や耳たぶのあたりを撫でてみましょう。すると、のぼせた気が下がり、からだ中に気がめぐり、顔の血色が良くなります。

38

歯の病は胃からくる。毎日歯をケアすれば消化を助け、一生自前の歯を保てる。

毎日時々、歯をたたくこと三十六度すべし。歯かたくなり、虫食わず。歯の病なし。（巻第五　五官26）

「毎日、歯をカチカチと、36回打ち鳴らすこと。そうすれば、歯は堅くなり、虫歯にもならない」

『養生訓』によると、歯を打ち鳴らすのは、胃火を抑えるためだとか。胃火とは、食べすぎや暴飲暴食によって胃に熱をもった状態のことです。

「昔の人は、歯の病は胃火が口まで昇るために起こるといっています」

現代的な観点からすると、カチカチ打ち鳴らすことで歯が強くなり、しっかり咀嚼できます。また、歯を打ち鳴らすと唾液がよく出るので、結果的に消化を助け、脾胃を痛めません。

骨を刺激すると、代謝や免疫を上げる指令となり、それが脳に届いて、からだが元気になります。歩くだけでもかかとから骨を刺激することになります。

漢方では、歯は骨の余りと考えられています。歯をカチカチさせることで骨への刺激になっているのでしょう。

益軒は、83歳になっても、歯が一本も抜けることなく、虫歯にもならず、丈夫だったようです。その理由は、長年の朝の口腔ケアによるもの。そこで、益軒の洗面法を紹介します。

まず熱い湯で目を洗い清め、鼻の中も洗って、今度はぬるま湯で口をすすぎます。次に、上下の歯と歯茎を、塩ですり磨きます。そして、ぬるま湯を含み、20〜30回ほど口の中をゆすぎます。

このあともセルフケアが続くのですが、現代の衛生的観点から、この程度でとどめておきます。

また益軒は、「若いとき、いくら歯が丈夫でも、堅すぎる食べ物を噛むのはいけない。また、細かい字をたくさん書くと、目と歯が悪くなる」ともいっています。細かい字を書くと、歯や骨を管理する五臓の腎を消耗させるのでしょう。

39

朝5~7時は排泄の時間。トイレタイムを習慣づけて便秘知らずになる。

二便は早く通じて去るべし。こらゆるは害あり。(巻第五 五官 二便35)

「大小便は早く出すべし。我慢するのは害になります」

体内の不要物や有害物質は、便と尿から排泄します。便通と排尿によって、からだの内側をきれいに保つのです。不要物を体内にため込んでよいことは何一つありません。

排便のときは、いきんではいけません。いきむと「気」がたかぶり、目がくらくらして、動悸もします。

便秘がちの人は毎日トイレに入って、少しずつでも出すようにしましょう。朝の5～7時は「大腸の時間」といわれます。この時間、トイレに行く習慣をつけること。**前日までの不要なものを排泄すれば、新しい一日をスタートさせることができます。**また、適度に歩いて腸を刺激する、深呼吸をする、合谷《ごうこく》のツボ押しをすることも便秘に有効です（163ページ参照）。ただし妊娠中は合谷のツボを押さないようにしましょう。

また『養生訓』では、便秘になりやすい生の柿、辛子などを控え、お通じを良くする生薬として麻子仁《ましにん》、ごま、杏仁《きょうにん》、桃仁《とうにん》をすすめています。

私は漢方セミナーで、便秘改善レシピ「くるみ・ごま・はちみつ」を紹介しています。くるみとごまをつぶし、はちみつを混ぜて団子状にします。

くるみ・ごま・はちみつ

一、くるみと黒ごま各30gをすりつぶし、はちみつ大さじ2〜3を少量ずつ加える。
二、親指の第一関節くらいの大きさのボール玉をつくる。
三、これを毎日朝晩2〜3個ずつ食す。そのまま食べても、またお湯に溶かして食べてもいい。

ペースト状にしたほうがベターですが、粉っぽくてもはちみつが入ると固まります。また、ラップにくるんで平らにし、冷蔵庫で冷やし固め、適当な大きさに切って食べる、シリアルバーもおすすめです。アレンジとして、くこの実や松の実、焙じはとむぎ、ナッツなどの原型を加えても楽しいです。

他にも、干し柿のオリーブオイルがけ、ほうれんそうのごま油炒めなどもおすすめ。ポイントは、食物繊維の食材と油分を合わせることです。

40

漢方の体操療法「導引《どういん》法」。毎日おこなうと気をめぐらせて消化を促す。

入門にいわく、導引の法は保養中の一事なり。（巻第五　五官10）
導引の法を毎日おこなえば、気をめぐらし、食を消して、積聚《しゃくじゅ》を生ぜず。（巻第五　五官11）

「李挺《りてい》の『医学入門』に、〝導引は保養の一方法〟とあります」

「導引を毎日おこなうと、気のめぐりが良くなり、消化を促し、腹中に腫

れ物を生じさせなくなります」

導引とは、漢方の体操療法です。深呼吸とセルフマッサージを組み合わせた健康法で、気をめぐらせるはたらきがあります。

現代における「導引」はラジオ体操といってもいいでしょう。真剣にやってみると筋肉痛になることもあります。それほど全身を動かす素晴らしい運動です。『養生訓』にも導引が紹介されています。のぼせがひどいときは陽の気が乱れるので注意が必要ですが、基本的に毎日おこないましょう。

基本の導引法

一．**全身** 起き上がる前に、ふとんの中で両足をぐーっと伸ばす。

二．**全身** 深呼吸をして、睡眠中に体内に溜まった濁った気を吐き出す。

三．**全身** 起き上がって、ふとんの上に正座する。頭を上に向けて、両手の指を組み合わせたら、裏返して前に突き出し、そのまま頭上に持っていく。

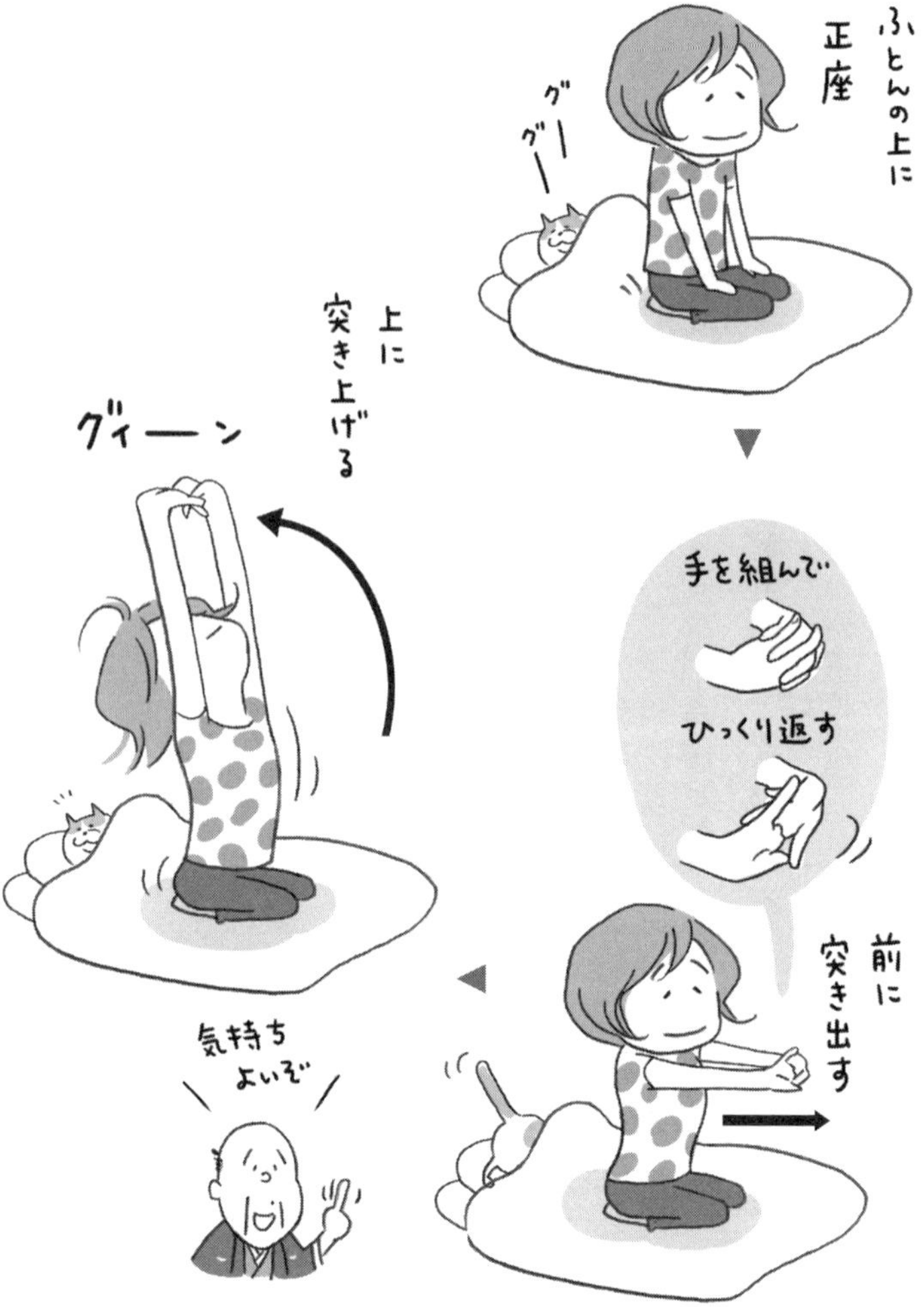
ふとんの上に
正座
グーグー
手を組んで
ひっくり返す
前に
突き出す
上に
突き上げる
グィーン
気持ち
よいぞ

四．**歯**　歯をカチカチ打ち鳴らす。
五．**首**　左右の手で首筋を交互に押す。
六．**首**　両肩を上げて首を縮める。目を閉じて、肩を勢いよく下に下げる。これを3回繰り返す。
七．**顔**　顔全体を、両手で何回か撫で下ろす。
八．**顔**　目を閉じて、目尻から目頭に向かって何回か撫でる。
九．**顔**　鼻を両手の中指で、6～7回撫でる。
十．**顔**　耳を親指と人差し指で挟んで6～7回撫で下ろす。
十一．**顔**　耳の穴に中指を入れて探り、しばらくふさいだあと、ポンと抜く。
十二．**頭**　両手を組んで左に引きながら、頭を右に回す。その後、組んだ両手を右に引き、頭を左に回す。これを3回おこなう。

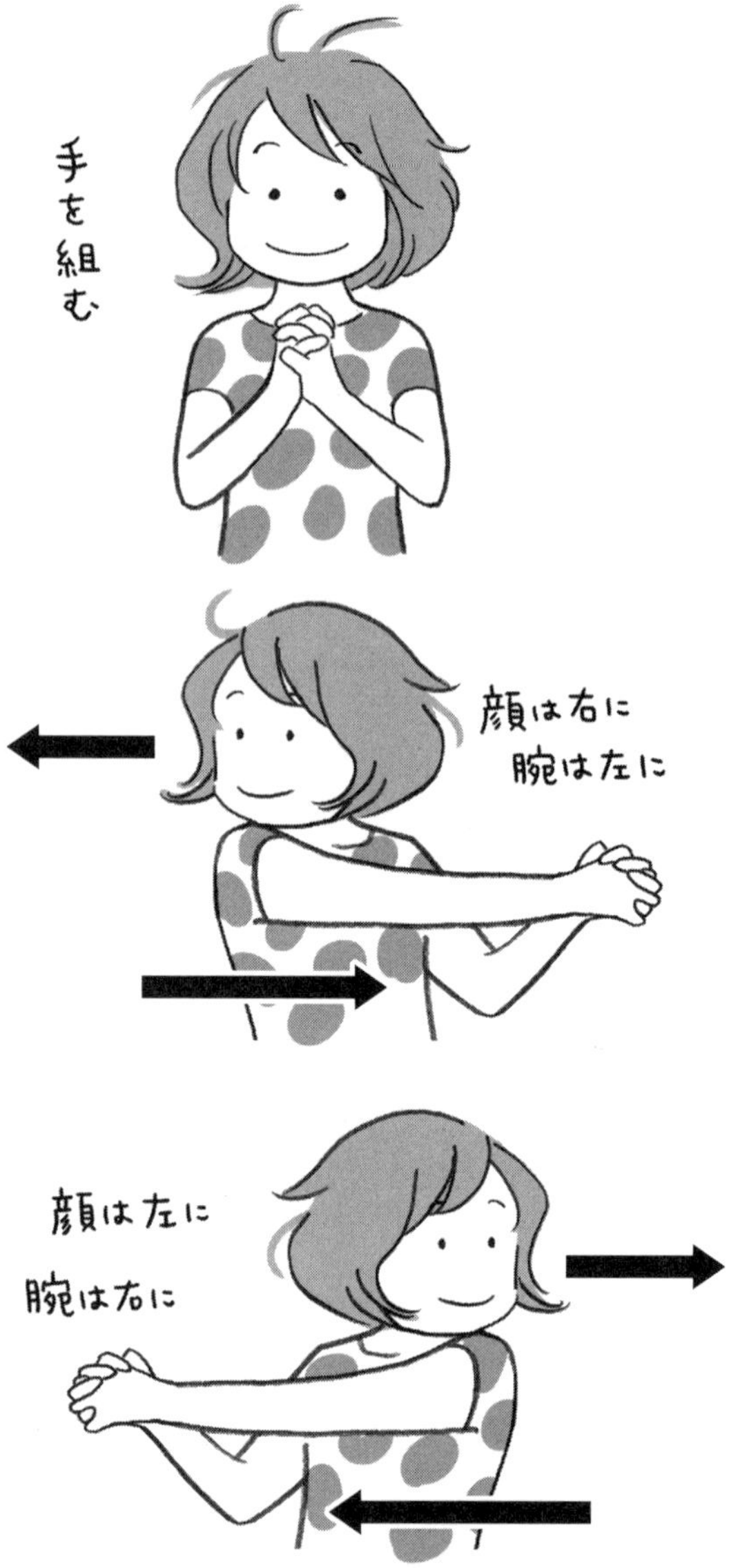
手を組む
顔は右に
腕は左に
顔は左に
腕は右に

十三. **腰** 手の甲で京門《けいもん》(肋骨の下あたり)のツボから腰にかけて、10回以上撫で下ろす。

十四. **腰** 両手で腰を押し、手のひらで腰の上下を何度も撫で下ろす。こうすると消化の気をめぐらせ、気を下ろすことができる。

十五. **臀部** 手でお尻を10回ほどやさしく叩く。

十六. **足** 太ももと膝を撫で下ろし、両手を組んで、足三里のツボ=膝頭の下をかかえ、足を前方に踏み出すようにして、手

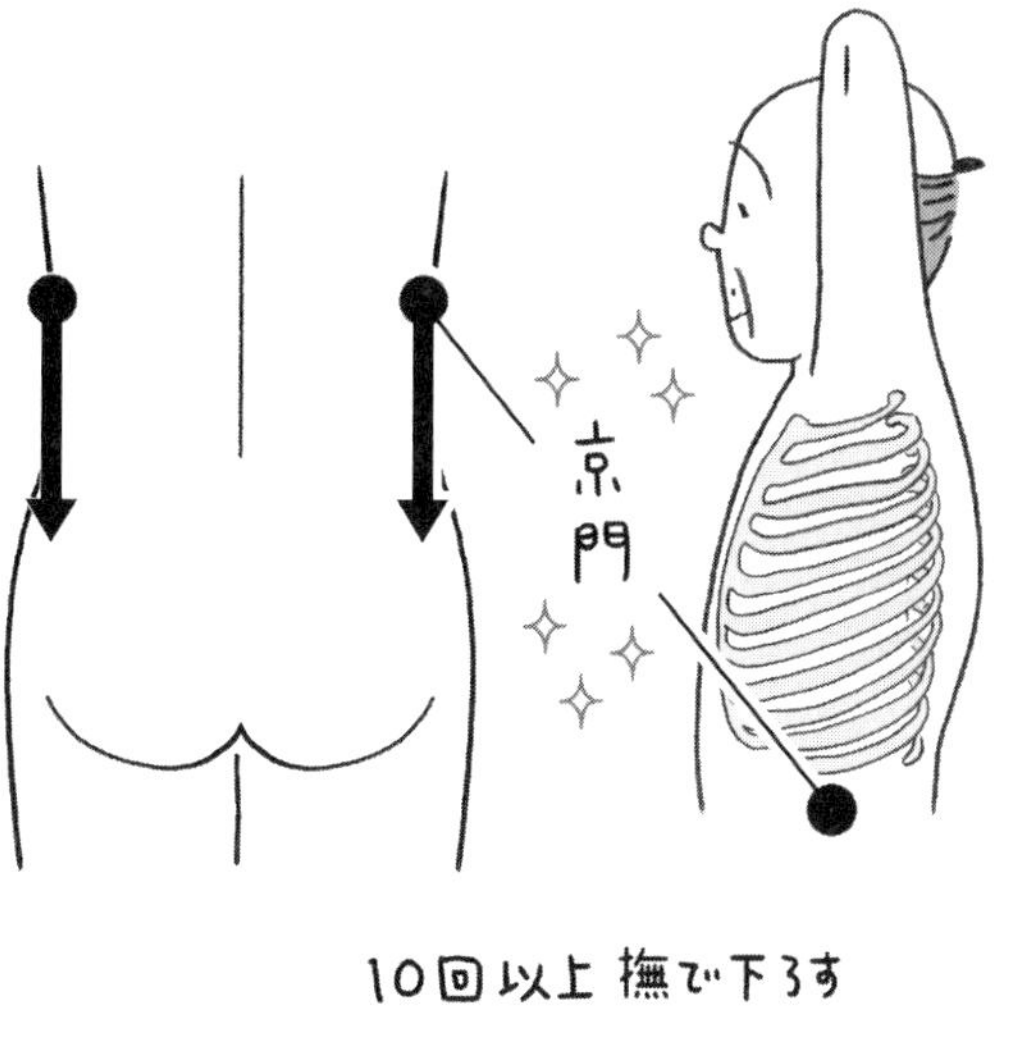

はお腹側に引く。左右とも何回かおこなう。

十七．**足** 左右の手で、左右のすねとふくらはぎを撫で下ろす。

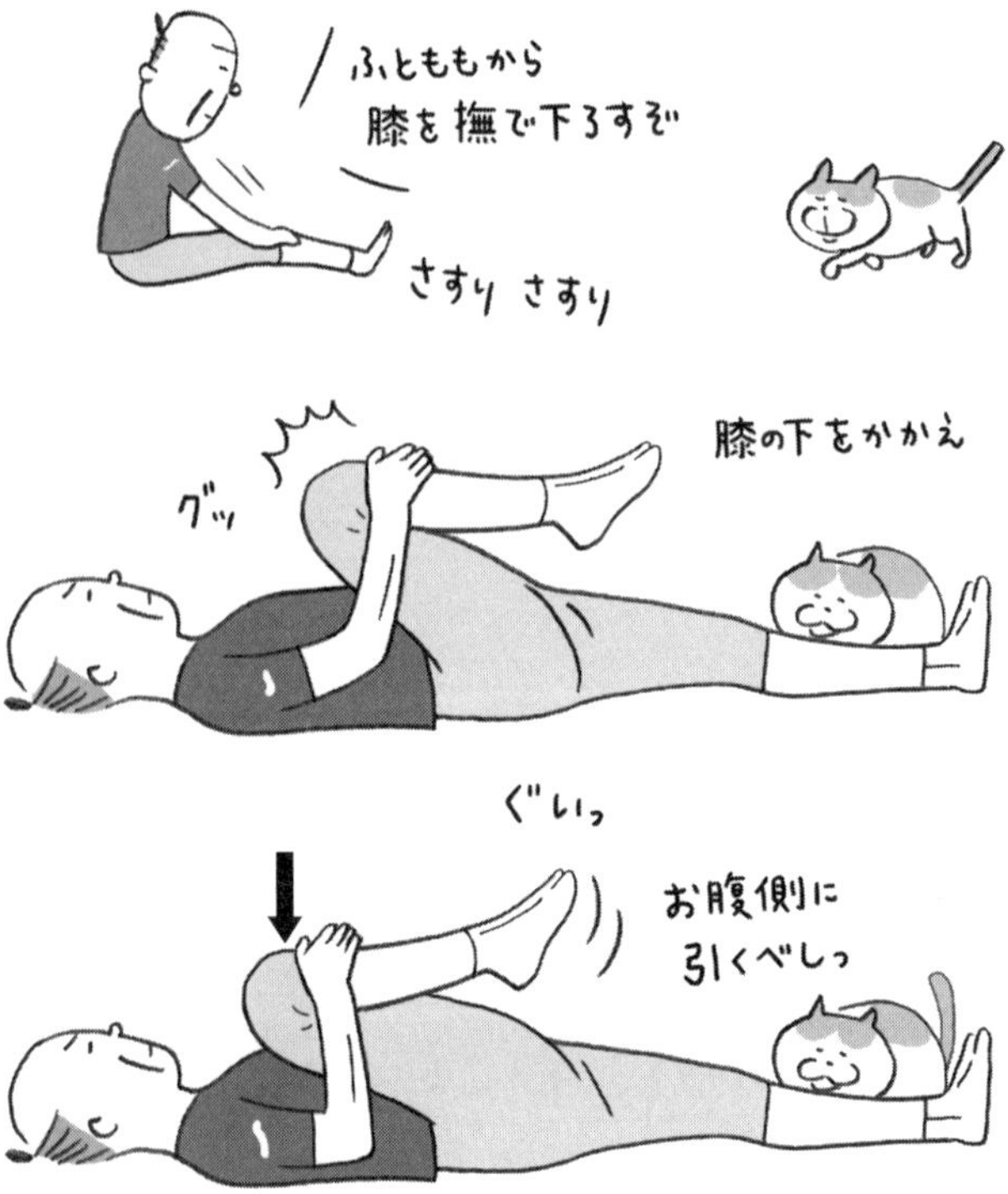

引くべしっ

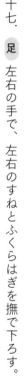

ふとももから
膝を撫で下ろすぞ
さすり さすり
膝の下をかかえ
グッ
ぐいっ

十八．足　足裏に湧泉《ゆうせん》のツボがある。左手で左の足指5本を握り、右手で左足の湧泉を10回ほど撫でこする。右足も同様におこなう。

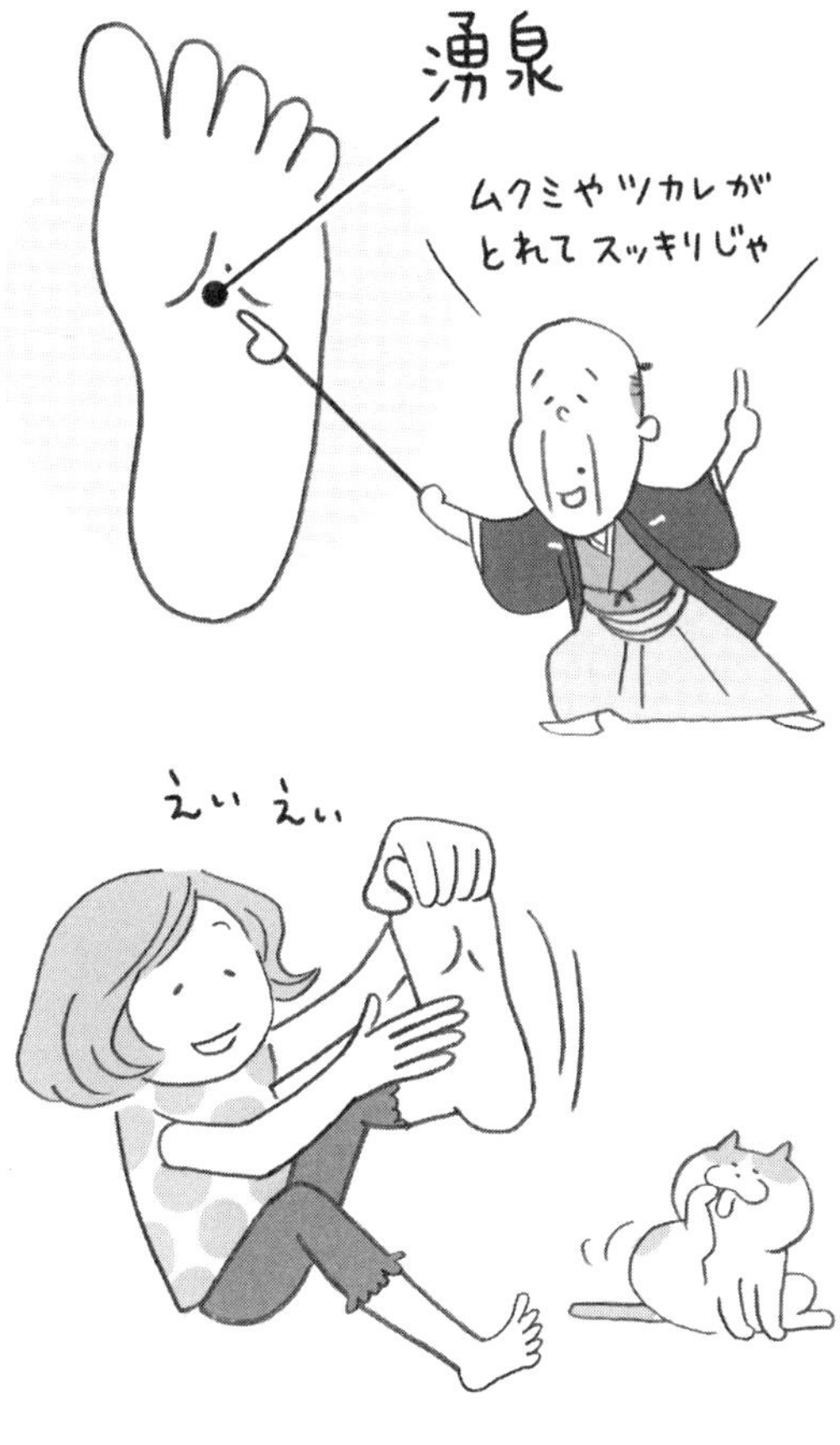
湧泉
ムクミやツカレがとれてスッキリじゃ
えいえい

十九．足 両足の親指を強めに引っ張り、残りの指をひねる。

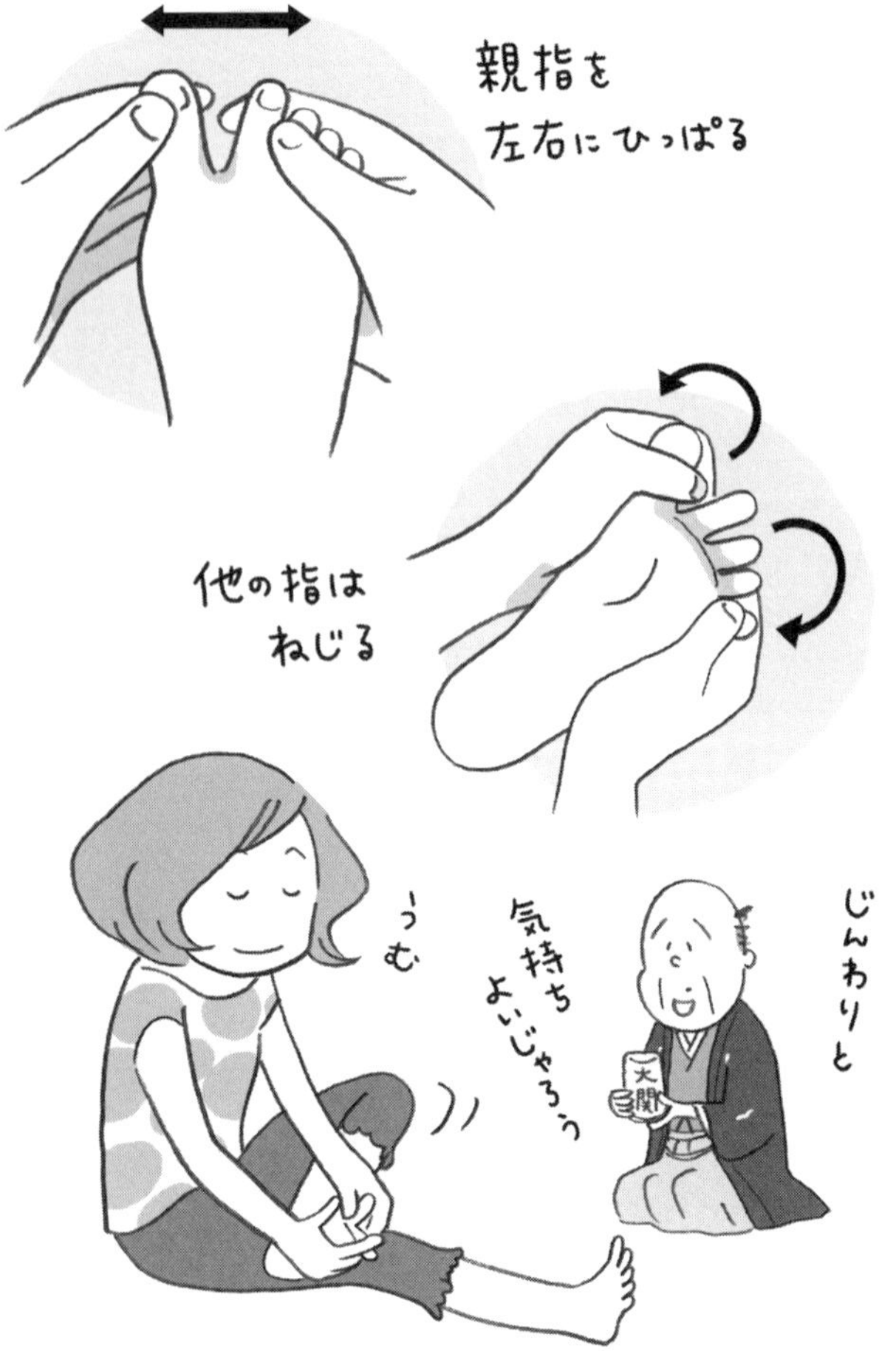
親指を
左右にひっぱる
他の指は
ねじる
じんわりと
気持ち
よいじゃろう
うむ

41

早朝のフットケア習慣で脚が丈夫になる。

五更《ごこう》に起きて坐《ざ》し、一手にて、足の五指を握り、一手にて足の心《しん》を撫でさすること、久しくすべし。かくのごとくして足心熱《そくしんねっ》せば、両手を用いて、両足の指を動かすべし。（巻第五　五官15）

「早朝に起床した後、一方の手で足の五指を握り、片方の手で足裏の中心部をしっかり撫でさすります。こうして足の裏が熱くなれば、両手で足の指を動かします」

五更とは午前3時から5時のあいだ。「五更でなくてもいいので、早朝暗いうちに起きて座ってこのケアをすると、のぼせを下ろし、弱い脚を強くし、立ちにくい足も治す。古来からのセルフケア法で、長年続ければ効果があらわれる」と益軒はいっています。

このような足のケアが、『養生訓』にはいくつか出てきます。

「ふくらはぎの裏表、足の甲と足の裏を何度も撫でさすり、足の指を引っ張ると気を下ろし、めぐらせることができる」

「寝る前に、両手を擦り合わせて温めたあと、臀や足の裏を撫でさすると良い」

たとえばこむらがえりは、運動不足や加齢によって起こるといわれています。普段から両足の親指を動かすと予防になります。

42

食後にじっとしていると気がふさがる。軽いウォーキングや運動、マッサージをしなさい。

若き人は、食後に弓を射《い》、槍《やり》・太刀《たち》を習い、身を動かし、歩行すべし。労働を過ごすべからず。老人もその気体《きたい》に応じ、少し労働すべし。（巻第三　飲食上51）

「食後は軽い運動をするのが良い。若い人なら弓や太刀などの武術でからだを動かすと良い。ただし動きすぎてはいけない。老人も気力と体力に応じて、少しからだを動かすのが良い」

労働とはからだを動かすことです。

食後は安静にしているのがいいかというと、そうではありません。益軒は、食後はからだを動かすように、しばしば言及しています。特に老人には、「食後、脇息《きょうそく》（肘掛け）に寄りかかって、一か所に長く座っていてはいけない」とアドバイスしているのです。

食後に眠ったり一か所にずっと同じ姿勢でいることは、「気血を滞らせ、飲食したものが消化しにくくなるから」ということです。

今でも、「食べてすぐ横になると牛になる」といいます。牛は消化に時間をかけます。人もまた、食べてすぐ横になると、消化に負担がかかるということでしょう。

現代において食後の武道は一般的ではないでしょうから、軽い運動でかまわないと思います。

『養生訓』には、**「食事をしたあとは、静かに200〜300歩ほど歩いて、からだを動かすように」**とあります。家や会社の周りを軽くウォーキングする程度で充分でしょう。

食事を終えてすぐパソコンに向かったりテレビの前に座りっぱなしになるのではなく、少しからだを動かすよう意識してください。

また、「歩いたあとは、ゆったりした衣服を着て、からだを撫でると気がおさまる」とあります。現代であれば、ベルトやネクタイを緩めたり、シャツのボタンを少し外したり、からだの締め付けを少し解くだけでよいと思います。

それでは、益軒流食後のセルフマッサージをご紹介します。

食後のセルフマッサージ

一．腰を伸ばして座る。

二．両手で胸とお腹を、縦方向と横方向に、それぞれ20〜30回ほど撫でさする。

三．脇から腰に向かって下方向に数十回ほど、優しく両手で撫で下ろす。こうすると、お腹の中の「気」がふさがらず、胸焼けなどの滞り感も消えていく。

益軒は、正座をするようにすすめていますが、椅子に腰かけてもかまいません。その際は腰を立てて座る「立腰」を意識してください。自然に姿勢が良くなります。姿勢が良くなれば、気血のめぐりが良くなり、五臓に隙間ができて機能が活発になります。

43

寝る前に気をめぐらせて質のよい睡眠を。

夜書《しょ》をよみ、人と語るに三更《さんこう》を限りとすべし。（中略）深更《しんこう》まで寝《ね》ぶらざれば、精神しずまらず。（巻第二　総論下66）

「夜の読書や人との語らいは深夜零時を限度としなさい。深夜まで起きて活動していると、精神が鎮まりません」

三更とは23時から24時のあいだ。つまり、深夜零時には就寝しなさい、というわけです。江戸時代になると菜種油の生産が盛んになり、夜の明かりに劇的な進化をもたらしました。読み本や黄表紙などの出版物も人気を博していたので、庶民はかなり夜更けまで読書したようです。益軒はそれを戒めたのでしょう。

睡眠中にからだはリセットされます。 寝ることも大事な養生なのです。

睡眠の質が良いと、自律神経やホルモンバランスが整い、肌の調子もよくなります。しかし、睡眠の質が良くないと、集中力の低下やうつ、また生活習慣病のリスクも高まります。

ぐっすりと眠るためには気のめぐりが大きく影響します。益軒も就寝前のアドバイスをしています。

まず、時間に余裕をもって食事をすること。夕食後すぐに寝ると、消化に負担がかかります。

そして入浴し、しっかり髪を乾かしておく。入浴しない場合は、眠る前に髪をよくとかし、お湯で足を洗うと、よく気がめぐります。

塩を少し加えたお茶で口をすすぎます。安価なお茶で充分です。

寝るときは、布団や寝巻きなどで顔を覆わないようにします。顔を覆うと気をふさぎ、のぼせてしまいます。

就寝時は明かりを消しましょう。照明をつけたままだと精神が鎮まりません。どうしても明かりをつけて眠る場合は、最小限の明るさにするか、直接光が目に入らないようにします。

口は閉じて眠ることです。益軒は、「口を開けたまま寝ると、気を減らし、歯が抜けてしまう」と書いています。

夜ぐっすり眠るためにも、昼はしっかり活動することが大切です。できるだけ昼寝はしないこと。眠りすぎると元気がめぐらなくなるからです。そもそも養生において、食欲、性欲、睡眠欲は抑えるべき3つの欲。昼と夜のメリハリをつけて、質の良い睡眠をこころがけたいものです。

44

半身浴でからだを温め神経をリラックスさせる。

泄痢《せつり》し、および食滞《しょくたい》・腹痛せるときに、温湯《おんゆ》に浴《よく》し、身体を温むれば、気めぐりて病癒《やまいい》ゆ。甚《はなは》だしるしあり。発病の病には、薬を服するにまされり。（巻第五　五官　洗浴44）

「冷えによる下痢、胃もたれ、腹痛のときは、入浴してからだを温めれば気もめぐり、病も癒える。本当によく効く。初期の症状であれば、薬を飲むより入浴が効く」

江戸時代は街に銭湯が普及しましたが、各家庭では、沸かした湯をたらいに入れて湯浴みしていたことが『養生訓』から読み取れます。

当時の入浴事情は現代とだいぶ違いますが、益軒による入浴の心得をまとめるとこうなります。


「ぬるめのお湯で半身浴をし、のぼせない程度で切り上げる」


入浴は心身をリセットするはたらきがあります。湯船に浸かると、からだがオン（活動）からオフ（休息）にスイッチが切りかわるのです。

漢方的にいうと、体表には、日中の活動によって熱が溜まっています。入浴によって芯から温まると、発汗によって体表の熱が外に追い出され、熱寒《ねっかん》のバランスがとれます。

そして入浴後、1時間半から2時間経つと、副交感神経が活性化し、深い眠りへと誘います。

質の良い睡眠は、眠り始めの2〜3時間が勝負。眠る寸前に副交感神経が優位になっていることが重要です。そのため、入浴のタイミングは、就寝の1時間半から2時間前がベストなのです。

38度から40度くらいのぬるま湯に20分ほど浸かっていると、リラックスしますし、かなり温まります。陰陽のリズムを整えるためにも、上手に入浴を活用したいものです。

45

たまには温泉旅行へ。こころを解放し、からだを温める。

気鬱《きうつ》、不食、積滞《しゃくたい》、気血不順など、およそ虚寒の病症は、湯に温めて、気めぐりしてよろしき事あり。（巻第五　五官　洗浴48）

晩年、益軒は妻とともにさまざまな土地へ湯治《とうじ》に赴いたようです。その経験から温泉の効用を実感したのでしょう。

『養生訓』には「温泉は全国各地にあるが、湯治にいい症状、よくない症状、どちらでもない症状がある。よく選んで入るように」「温泉は打ち身や落馬、高いところから落ちた傷、疥癬《かいせん》などの外症にはよいが、内臓の病気にはよくない」とありますが、「ただし」と続きます。

「うつ、食欲不振、消化不良、気血の滞りなど、**陽の気が不足して冷えからくる症状には、湯で温まることで気がめぐって良い**」

まさに温泉は典型的な現代人の悩みに良いということではないでしょうか。

益軒の湯治は1~2週間の逗留《とうりゅう》が前提のようです。忙しい現代人は数日間の温泉旅行がせいぜいでしょうから、病を治すまでには至らないかもしれません。

しかし、温泉は温熱作用などの物理的な効果と、温泉の成分による化学的な効果、さらに日常を離れて自然の豊かな場所に赴くという心理的な効果があります。薬のような効き方をするものではありませんが、泉質なども選びながら、身もこころも解放させ、からだを温めることができます。

たまに行く温泉旅行は、実践したい養生法の一つに違いありません。

46

女性は温活と潤活が必要。ほてりの原因はうるおい不足。

女性はからだを冷やしてはいけません。漢方的にも大切なことなので、簡単におさえておきましょう。

女性はもともと陰の性質を持っているので、からだを温めたほうが気血がめぐり、ホルモンバランスも整います。

冷えを感じているときは温活をしましょう。お灸や入浴でからだに熱を入れてみてください。よもぎ蒸し、岩盤浴などもいいでしょう。

エアコンの効きすぎている場所では、羽織りもので体温調整を。特に首、手首、足首の「三首」、腰回りは冷やさないようにします。

そして温飲温食。人肌ていどに調節した白湯を飲み、からだを内側から温めながら水分を取ります。

からだは冷えているのに、頭や顔に異常な熱を感じるのぼせや、胸から上半身に強い熱が広がるほてり、そして過剰な発汗をともなうことがあります。こうした症状は加齢によって引き起こされます。

加齢によってからだを構成する気血水は徐々に失われていきます。気が減少することで体力が落ち、疲れやすくなります。そして血水《けっすい》の減少により乾燥体質に変わり、肌の乾燥やコロコロ便、物忘れやホルモンバランスの乱れが生じます。そして、潤いがなくなることでのぼせやほてりも出やすくなるのです。漢方ではこうした状態を陰虚《いんきょ》といいます。うるおいが不足しているわけです。

ほてった時は、潤活です。

くこの実、松の実、ごまの実といった実や種、納豆、オクラ、さといもなどのネバネバ食材、ゆりね、白きくらげ、甘酒などの白い食材はおすすめです。また、酸味と甘味を合わせもった果物などもうるおいに変わります。

其の六

健康パートナーとともに体調を整えよう

漢方の知識、プロの健康アドバイザー、かかりつけのドクター……。
健康のサポーターに協力してもらい、賢く体調を整えていきましょう。

47

健康の伴走者を頼むのも養生の道。良き健康アドバイザーやドクターを選ぼう。

保養の道は、みずから病を慎《つつし》むのみならず、また、医をよく選ぶべし。（巻第六　慎病　択医29）

「自己管理するだけが養生ではありません。良医を選ぶことも大切です」

儒学者であった益軒は、親を良い医者に診せることも親孝行だといっています。江戸時代の医者は、国家試験があるわけではなく、藪医者も多かったそうですから、医者選びには慎重だったのでしょう。

現代は制度がしっかりしていますから江戸時代のような心配はないでしょうが、やはり自分に合うかかりつけ医や医療機関を選ぶことは大切です。

また、病気になる前に、セラピストや健康アドバイザーと協力し合いながら健康維持することも、現代の養生法ではないでしょうか。

たとえばその一つに、私がおこなっている漢方相談があります。

これは、**漢方専門相談員と一緒に、自分の生活習慣や自覚症状を洗い出すことで、体質がわかり、改善するための生活アドバイスを受ける**ことができます。

健康なとき、未病のときは、健康アドバイザーを頼り、健康維持、健康増進をはかる。不調を感じたら、かかりつけ医やかかりつけ薬局などに相談する。

何でもかんでもドクターに相談するのでもなく、また不調を放置しておくのでもなく、相談できるプロフェッショナルを賢く利用するのがいいでしょう。

人生100年時代は、健康の伴走者が必要だと思います。

48

健康の基礎知識を身につければ最高の名医は自分自身となる。

諸芸には、日用のため、無益なる事多し。
ただ、医術は有用の事なり。
医生《いせい》にあらずとも、少しく学ぶべし。（巻第六　慎病　択医49）

「さまざまな芸事には日々の生活に無益なものも多いが、医術は有益です。医学生でなくても、少しは学んでおくと良い」

最高の名医は自分自身です。

医療従事者でなくとも、基本的な健康知識や治療法を学んでおくのも役立ちます。たとえば、普段の生活で健康増進に何をすべきかも判断できますし、自分や家族のちょっとした違和感にもすぐ対処できます。また、良い健康アドバイザーやドクターを選ぶにも選択基準が生まれます。

「書家でなくても、筆法を知っていれば、書画の上手い下手がわかるのと同じ」という益軒の言葉がありますが、その通りだと思います。

また益軒は「体調が悪いと感じても、原因がわからないうちに、むやみに薬を服用しないように」といっています。

たとえば頭痛の対処療法として頭痛薬を飲むのは一般的ですが、頭痛がいつ、どこで、どんな体調のときに起こりやすいのか、またその原因が何なのかを探っていくと、痛み止めは根本的な治療ではないことがわかります。

普段から自分自身を観察する習慣を持ちましょう。体調は日々変化しますので、「もともと自分はどんな体質か」「今はどのような状態か」を意識してみることです。

自分を知り、知識を身につけ、生活を振り返る癖をつけると、体調不良のパターンに気づきやすくなり、適切な対処がしやすくなるでしょう（220ページ　コラム2参照）。

49

まずは食事で健康づくり。それでも足りないときは漢方薬。

薬補《やくほ》は食補《しょくほ》にしかず。（巻第七　用薬4）

「薬を飲むよりも、食事に気をつけるほうが大切です」

漢方に医食同源という言葉があるように、食材も漢方素材も心身を養うものです。しかし、まずは食事が優先。『養生訓』にも繰り返し出てきます。

「からだを養うには穀類と肉を食べるのが最善です」

「薬を飲まないでも治る病は少なくありません。そのことを知らずにむやみに薬を飲むと、その薬に当てられて病気をひどくしてしまうことがあるのです」

「薬はどうしても気が偏ってしまいます。慎重であるべきです」

まずは食事で養生。

しかし、**どんなに気をつけていてもなかなか不調から回復しないときは、漢方薬が強い味方になります。**そこで、私が常備している漢方薬を紹介します。

薬局で買えますので、薬箱に常備しておくのもいいですね。

漢方薬名	症状	内容
葛根湯《かっこんとう》	寒気のかぜ	葛根などの生薬を配合し、からだを温めて治す。かぜの引き始めで寒気があり汗をかいていないときに。
桔梗湯《ききょうとう》	のどの炎症	桔梗と甘草を配合、体力に関係なく使える。唾を飲むのも大変なときに。
五虎湯《ごことう》	咳	体力が普通にあり、咳痰をともなう症状に。
麦門冬湯《ばくもんどうとう》	空咳	体力がなく、強く咳き込む症状に。特に夜の空咳時に。
半夏瀉心湯《はんげしゃしんとう》	二日酔い、口内炎	悪心《おしん》、嘔吐があり、軟便傾向のときに。
柴胡桂枝湯《さいこけいしとう》	胃腸炎	体力がやや落ちて、腹痛や寒気、吐き気があるとき、こじれたかぜの治りかけのときに。

コラム2

体調チェックと食材

正しい健康管理のためには、日々の体調変化に敏感であるべき。そこで、漢方をもとにした熱寒《ねっかん》、気血水のチェック項目と対処法、食材をご紹介します。

[熱寒]

まず、改善したい症状や部位が熱なのか寒なのかを簡単にチェックします。熱の場合は陰性（寒涼）の食材をとり、寒の場合は陽性（温熱）の食材をとり、バランスを調整します。寒涼の食材はからだを冷やし、鎮静のはたらきがあり、温熱の食材はからだを温め、興奮のはたらきがあります。

熱

□顔や目が赤い
□化膿したニキビ、皮膚トラブルが多い
□のどが渇いて冷たいものを欲しがる
□イライラして興奮しやすい
□口臭、体臭、便やおならが臭い

対処法：からだを冷やす陰の食材をとる。辛み甘みの食材をひかえる

寒

□顔色が青白い
□鼻水や尿が透明
□温かいものを欲しがる
□寒い日やクーラーに当たると、体調を崩しやすい
□お腹や腰まわり、下半身が冷えている

対処法：からだを温める陽の食材をとる。入浴してからだを温める

食材の陰陽（寒涼平温熱）の一例

陰	寒	きゅうり　もやし　たけのこ　ゴーヤ　ゆりね グレープフルーツ　バナナ　あさり　ひじき　わかめ みそ　しょうゆ　バター　かに
陰	涼	トマト　セロリ　ほうれんそう　だいこん　なす　アボカド いちご　りんご　なし　みかん　そば　ミント　緑茶 豆腐
	平	キャベツ　じゃがいも　ぶどう　梅　とうもろこし　もち米 玄米　大豆　しいたけ　牡蠣　くこの実　牛乳　豚肉 うなぎ
陽	温	たまねぎ　にんじん　しそ　かぼちゃ　ピーマン　ねぎ しょうが　もも　くるみ　納豆　黒酢　鶏肉　まぐろ えび
陽	熱	羊肉　とうがらし　シナモン　こしょう

［気血水］

ストレスや食事の偏りなどで、気血水もバランスが悪くなります。不足している場合は補い、滞っている場合はめぐらせます。気血水の状態を把握し、その時どきの状態に応じた食材をとって、養生しましょう。バランスが整い、病気にかかりにくくなります。

気

●気が足りなくなる（気虚）

□疲れやすく、体力がない

□かぜをひきやすい

□朝が苦手で食欲もない

□からだを動かすと具合が悪くなり、横になって休むと楽になる

□汗が出ない、むくんでいる

□普段から眠気が強い

□体重の割に体脂肪が多い

□下半身太り

□眼光・音声に気力がない

気を補う主な食材：なつめ、高麗人参、雑穀類、とうもろこし、かぼちゃ、大豆、いも類、しいたけ、りんご、ぶどう、うなぎ、まぐろ、えび、鶏肉、牛肉など

● **気のめぐりが悪くなる**（気滞）

□ストレスが多い

□イライラしやすく、怒りっぽい

□のどや胸がつかえた感じがする

□のどの下に異物感がある

□ため息をよくつく

□ゲップが出やすい

□体重の増減が激しい

□お腹、わき腹、乳房が張って痛い

□気分がふさいでゆううつになりやすい

気をめぐらせる主な食材：こまつな、しゅんぎく、セロリ、しょうが、にら、菊花、しそ、みょうが、ハーブや香味野菜、みかん、ゆず、胡椒、ミント、ジャスミン茶など

血

- **血が足りなくなる（血虚）** ※津虚（49ページ）もこちらを参考にします。

□皮膚がカサカサする

□顔色が悪くツヤがない

□毛髪が薄く、パサついている

□爪がもろく色が薄い

□眠れない、夢が多く熟睡できない

□しもやけ、あかぎれになりやすい

□動悸を感じることが多い

□こむらがえり

□視力減退、目がかすむ

血を補う主な食材：赤身肉、レバー、黒豆、黒ごま、黒きくらげ、くこの実、なつめ、黒米、松の実、らっかせい、くるみ、ひじき、ほうれんそう、ドライフルーツ、牡蠣、羊肉、たまごなど

● **血のめぐりが悪くなる（瘀血《おけつ》）**

□ 慢性的に同じ部位に刺すような痛みがある（月経痛、肩こり痛、頭痛）

□ 顔色がどす黒い

□ 目の下にクマができる

□ 冷えのぼせがある

□ そばかす、くすみが気になる

□ 肌荒れしやすい

□ 口は渇くが大量に水分を取れない

□ コレステロールや中性脂肪が多い

□ 血管が浮き出て見える

血をめぐらせる主な食材：黒きくらげ、とうがらし、さんざし、よもぎ、黒豆、ピーマン、たまねぎ、にら、にんにく、らっきょう、もも、かに、あじ、かつお、酢、黒糖、少量の酒など

水

● 水のめぐりが悪くなる（水滞）

□ 痰がからみやすい
□ 頭重《ずじゅう》感がある
□ からだが重くだるい
□ 下半身がむくみやすい
□ 下痢、軟便傾向
□ 車酔いしやすい
□ 雨の日に具合が悪くなりやすい
□ 胃腸が強いほうではない
□ 朝のこわばり

水をめぐらせる主な食材：金針菜、あずき、黒豆、海藻、あさり、しじみ、とうもろこしのヒゲ、きゅうり、とうがん、もやし、すいか、トマト、はとむぎ、プーアル茶、ウーロン茶など

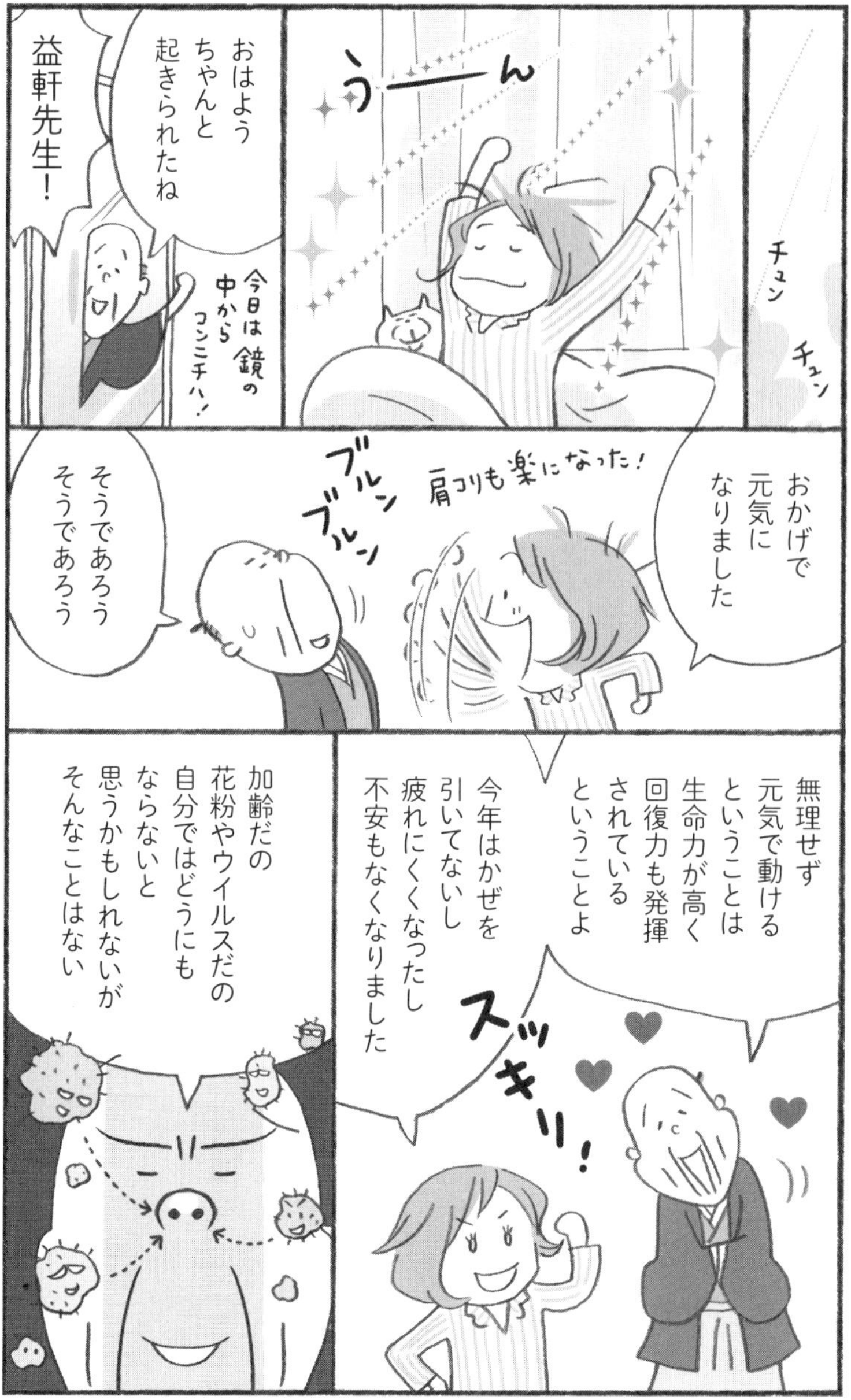

チュン
チュン
うーーん
おはよう ちゃんと起きられたね
益軒先生！
今日は鏡の中からコンニチハ！
おかげで元気になりました
肩コリも楽になった！
ブルン ブルン
そうであろう そうであろう
無理せず元気で動けるということは生命力が高く回復力も発揮されているということよ
今年はかぜを引いてないし疲れにくくなったし不安もなくなりました
スッキリ！
加齢だの花粉やウイルスだの自分ではどうにもならないと思うかもしれないがそんなことはない

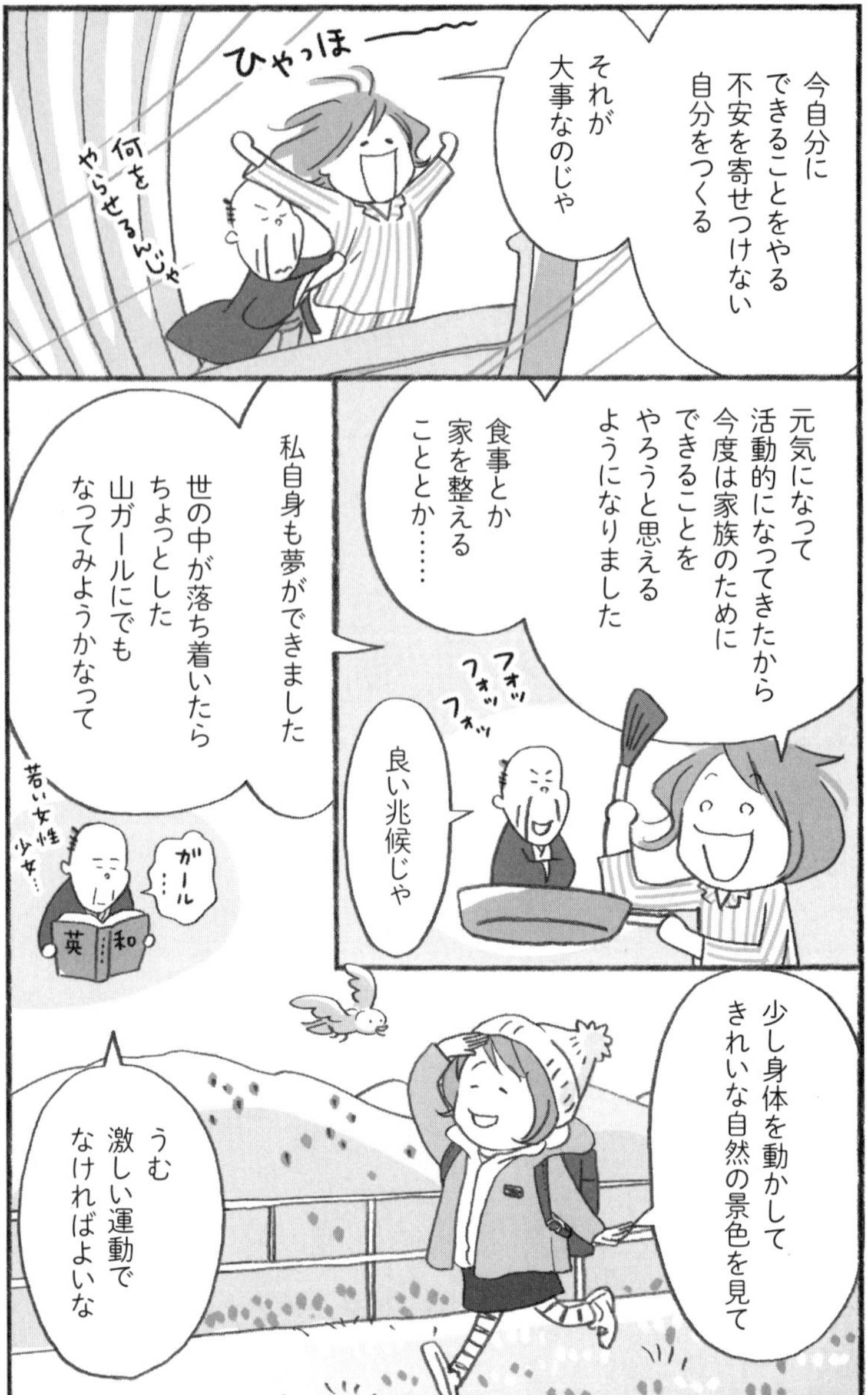
今自分に
できることをやる
不安を寄せつけない
自分をつくる
それが
大事なのじゃ
ひゃっほー〜〜
何を
やらせるんじゃ
元気になって
活動的になってきたから
今度は家族のために
できることを
やろうと思える
ようになりました
食事とか
家を整える
こととか……
フォッ
フォッ
フォッ
良い兆候じゃ
私自身も夢ができました
世の中が落ち着いたら
ちょっとした
山ガールにでも
なってみようかなって
ガール……
若い女性
少女…
英和
少し身体を動かして
きれいな自然の景色を見て
うむ
激しい運動で
なければよいな

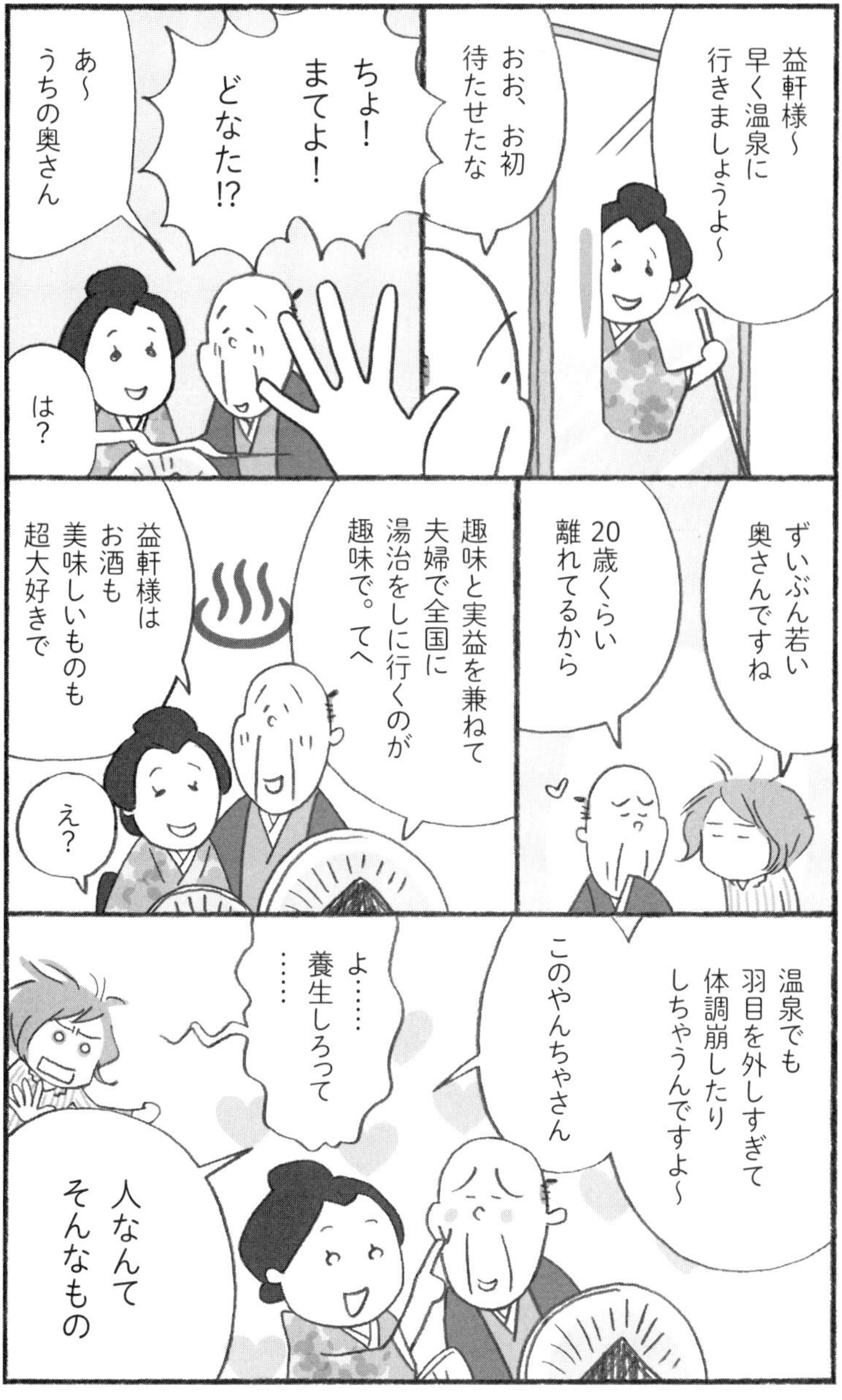
益軒様〜
早く温泉に
行きましょうよ〜
おお、お初
待たせたな
ちょ!
まてよ!
どなた!?
あ〜
うちの奥さん
は?
ずいぶん若い
奥さんですね
20歳くらい
離れてるから
趣味と実益を兼ねて
夫婦で全国に
湯治をしに行くのが
趣味で。てへ
益軒様は
お酒も
美味しいものも
超大好きで
え?
温泉でも
羽目を外しすぎて
体調崩したり
しちゃうんですよ〜
このやんちゃさん
よ……
養生しろって
……
人なんて
そんなもの

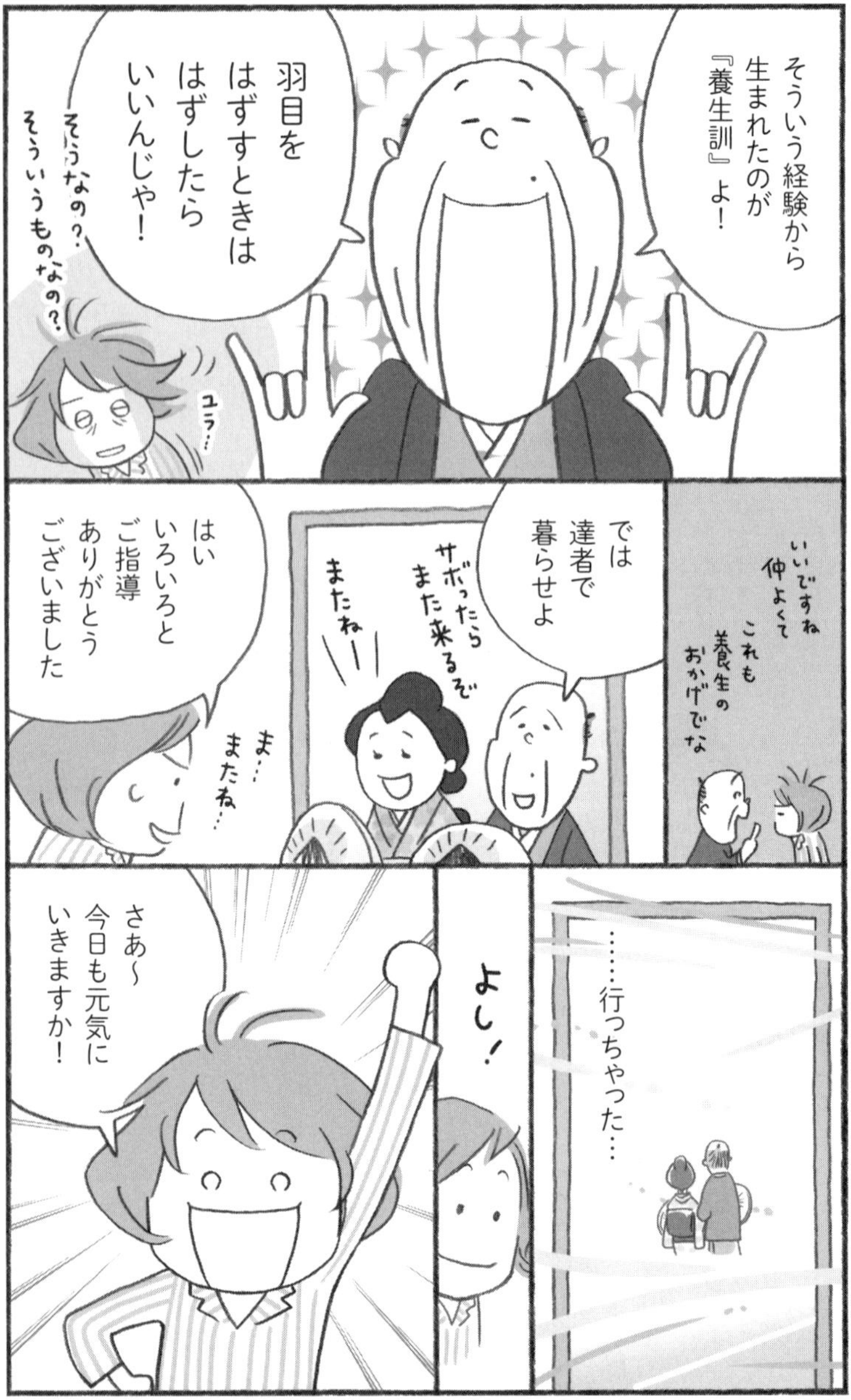

そういう経験から生まれたのが『養生訓』よ！
羽目をはずすときははずしたらいいんじゃ！
そうなの？
そういうものなの？
ユラ…
いいですね 仲よくて
これも養生のおかげでな
では達者で暮らせよ
サボったらまた来るぞ
またねー
はい いろいろとご指導ありがとうございました
ま…またね…
……行っちゃった……
よし！
さあ～今日も元気にいきますか！

其の七

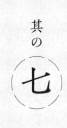

まとめ

養生を疎かにしてはいけませんが、
養生が人生の目的になっても意味がありません。
養生と人生の真のあり方とは？

50

楽しむことは天性の質。四季折々の暮らしを楽しめば長寿なるべし。

「聖人ややもすれば楽しみを説《と》きたもう。（中略）楽しみはこれ人の生まれついたる天地の生理なり。楽しまずして天地の道理に背くべからず。常に道をもって欲を制して楽しみを失うべからず。楽しみを失わざるは養生の本《もと》なり。（巻第二　総論下38）

「聖人はよく『楽しみなさい』と説いていらっしゃいます。思うに楽しむことは、人に生まれつき備わっている天性の質です。楽しまないのは天地の道理に反しています。**養生の道を歩きながら欲を制しつつ、楽しみを失ってはなりません。**楽しむことは、養生の基本なのです」

養生の要は、欲を減らして、つつしみ深く暮らすこと。わかってはいても、実践するには難しく感じたかもしれません。

しかし、益軒は我慢するだけではなく、「人生の楽しみを忘れるな」ともいっています。これこそ、彼の長寿の理由の一つでもあるでしょう。

生涯現役を貫くには、健康であることが必要です。それには、生活のリズムを整えること、適度な運動、メンタルヘルスが必須です。

そして、メンタルヘルスを保つには、ストレスをためないこと、良いコミュニケーション、ポジティブな気持ちや考え方が大切になります。

そのための最良の解決策として、人生を「楽しむ」という行為や感情が挙げられるでしょう。楽しむことによって、ストレスは解消され、からだもラクになり、心身のバランスがとれてくるのです。

人生を楽しむために、特別なことは何もありません。

「一人家にいて、静かに日を送り、本を読み、歌を歌い、香りを楽しみ、自然の景色を眺め、月や花を鑑賞し、植物を慈しみ、季節の移ろいを楽しみ、少しのお酒をたしなみ、庭で採れた野菜を煮る。これらは皆こころを楽しませ、気を養う助けになります。

貧しい人も富める人も、こうした楽しみはいつでもできます」

晩年の益軒の境地。これはまさに、今でいう「おうち時間を楽しむ」ことにほかなりません。

そして益軒はこうもいっています。

「たとえ貧しくとも、養生しながら楽しんで暮らせば大きな幸せとなります。一日を過ごすのも長く感じられ、楽しみも多くなります。

一年を通じて四季おりおりの楽しみがあり、日々限りない変化があり、ずっと興味をもって過ごすことができます。

こうして歳《とし》を重ねていけば、楽しみは長くなり、長寿となるでしょう」

コラム3

こころに染みる『養生訓』の言葉

貝原益軒は若い頃、けっして人生に恵まれてはいませんでした。しかし、知識人との交流や遊学を通して人生観を深め、やがて藩の要職に取立てられて、30代後半から徐々に人生は開けていきます。

そんな彼が『養生訓』を書いたのが83歳。想像するに、「こんなに楽しい晩年を過ごせることは幸せである。この幸せを多くの人にも体験してほしい。自分が会得した知恵を伝えよう」と考えたのではないかと思います。

今が充実していれば、「あのとき、あんなつらいことがあったからこそ、現在の自分がいる」と思えたりするものです。

人生への諦観と人に対する深い愛情、そして実体験に裏付けられた自信。益軒の言葉には、気負いなく前向きに生きる力があると思うのです。

コラム　こころに染みる『養生訓』の言葉

他人の無礼なわがままを
怒ったり恨んだりしない。
過ぎ去った人のあやまちを
とがめてはならない。
（巻第八　養老6）

他人の親切を
期待しすぎると
欠点が目につき、
怒りとがめ
苦痛になります。
（巻第二　総論下36）

ときどき
老親のそばにいて
昔のこと今のことを
静かに語らう
時間をもちましょう。
（巻第八　養老11）

山に暮らす人は
人との交際が少なく
静かで元気を蓄え
不便さゆえに欲少なく
結果、長命になる。
（巻第二　総論下2）

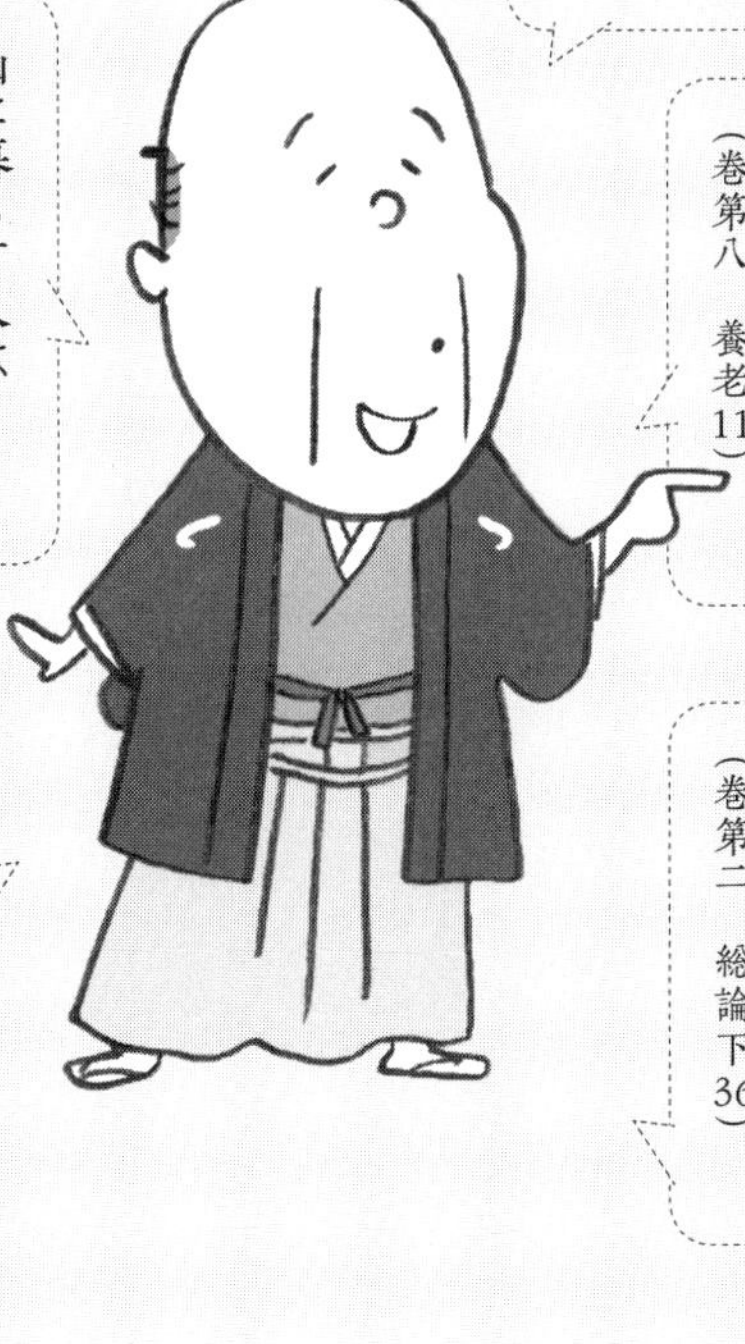

すべてのことに
完璧を求めるのは
こころの負担となり
人生の楽しみを失う。
（巻第二　総論下36）

自分のあやまちを
繰り返し後悔しないこと。
（巻第八　養老6）

おわりに

最後までお読みいただきありがとうございます。

「健康で長生きしたい」

これは誰もが想う願望です。では、健康寿命を延ばすためにどういう生活を送れば良いのでしょう?

私たちは、一人ひとりが容姿や性格、生活環境、仕事環境、そして年齢や体力が違うように、体質も人それぞれです。「これさえすれば!」という答えはありません。

私が漢方相談を受ける際に心がけているのは、どのような体質の方が、どのような生活をしてきた結果、いつ、どこで、どのようなメッセージがからだから自覚症状として発せられているのか、からだからのサインを相談者と一緒に確認していくことです。

そのときに感じるのは、生活習慣の工夫と見直し、つまり養生によって良くなると思える方々が大半を占めるということ。

そして、さまざまな健康食品や薬を使っても、一向に改善が見られない方のほとんどが、受け入れる身体の準備ができていない場合が多いことです。

これからは、

「自分のからだは自分で守る」

「自分の主治医は自分自身」

の時代になります。

時に応じて、地に応じて、人に応じて、臨機応変の対策ができるのは自分だけです。

優れた経営者が歴史から経営を学ぶように、「自分だけの健康法」を伝統医療から学ぶことができます。

古典を学び自分の生活に取り入れていく。

「養生訓」が教える健康道徳と、自然に生きることをベースにしている漢方養生は、これからも色あせることなく、真の健康法として生き続けることでしょう。本書が皆さんの健康を支える、日々の土台になれば、これほど嬉しいことはありません。


私の名前は「養平」といいます。

「養生を伝え世の中を平和にする」

「養生をして平穏な人生をおくる」

そんな意味にとらえることもできます。

まさに名は体をあらわす。漢方養生の大切さを伝えることを生業《なりわい》としている身としては、これ以上ない名前です。これからもこの名に恥じないように、講義やセミナー、監修活動に邁進（精進）してまいります。


最後になりましたが、本書の刊行にあたってお世話になった、漢方養生指導士であり編集者の水原敦子さん、執筆にご協力くださった半澤絹子さんに厚くお礼を申し上げます。私の想いを汲み取ってくださる素晴らしい方々に出会えたこと、そして本質的で実践的な本ができたことに喜びを感じています。

人生100年時代。

健康の伴走者が必要なときは、いつでも薬日本堂の店舗やスクールにお越しください。

すべての皆様が、こころ康《やす》らかでからだ健《すこ》やかな輝かしい人生であることをこころから願っています。

鈴木養平

令和三年五月吉日

引用文献

『養生訓』貝原益軒 著　松田道雄 訳　中央公論新社
『口語養生訓』貝原益軒 著　松宮光伸 訳註　日本評論社
『養生訓』貝原益軒 著　城島明彦 現代語訳　致知出版社
『老いてますます楽し　貝原益軒の極意』山崎光夫　新潮社
『養生訓・和俗童子訓』貝原益軒 著　石川謙 校訂　岩波書店
『養生訓　全現代語訳』貝原益軒 著　伊藤友信 訳　講談社
『五〇歳から貝原益軒になる』山崎光夫 著　講談社
『養心養生をたのしむ』安岡正篤 著　株式会社ディ・シー・エス
『眠れなくなるほど面白い　図解　自律神経の話』小林弘幸　日本文芸社
『女性のための漢方生活レッスン』薬日本堂 監修　主婦の友社
『薬膳・漢方の食材帳』薬日本堂 監修　実業之日本社
「漢方基礎講座1」「漢方基礎講座2」「漢方養生指導士　養生総論」薬日本堂漢方スクール
NHKスペシャル「シリーズ人体　神秘の巨大ネットワーク　第3集　〝骨〟が出す！　最高の若返り物質」

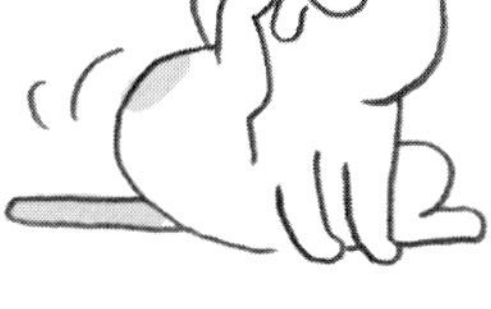

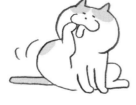

著者　鈴木養平（すずき・ようへい）

薬剤師、薬日本堂漢方スクール講師、日本漢方養生学協会理事長。

東北医科薬科大学卒業後、薬日本堂株式会社入社。漢方専門相談員として店舗運営、臨床を経験した後、社員教育・広報販促・調剤等に携わる。

“漢方養生生活をより身近に”と漢方スクールの講師としてセミナーや講演活動をする一方で、雑誌・本の監修、商品の開発協力（日本コカ・コーラ社“からだ巡茶”など）で活躍中。

漢方養生指導士初級・中級・上級コースの講師。「はじめての漢方入門」「はじめての漢方ダイエット」「腸内大掃除」「自分で作る薬膳酒」など多数のセミナーを担当。

薬日本堂漢方スクール
https://www.kampo-school.com/

Instagram　suzuki_.youhei

ツイッター　https://twitter.com/yohehehe

Facebook　https://www.facebook.com/yohei.suzuki.564

「漢方ライフ」で毎月1日にコラムを更新しています。
https://www.kampo-sodan.com/

監修　薬日本堂（くすりにほんどう）

1969年創業の日本最大の漢方専門店。基本理念は「一に養生、二に漢方」。一人ひとりの体質や悩みに合わせ、健康、美容をトータルにアドバイスする漢方相談をメインに、漢方薬局・漢方専門店「ニホンドウ漢方ブティック」「カガエ カンポウ ブティック」「薬日本堂」を全国に展開。

作画　上田惣子（うえだそうこ）

90年代よりイラストレーターとして雑誌、書籍、広告などで活躍。

著書に『マンガ 自営業の老後』（文響社）、『うちのネコ「やらかし図鑑」』（小学館）がある。

https://ameblo.jp/nekonobitti/

ブックデザイン／山田知子（Chichols）
執筆協力／半澤絹子
校正／永田和恵
DTP／株式会社キャップス
プロデュース／水原敦子

わがまま養生訓

2021年6月16日　初版発行

著者　鈴木養平
発行者　太田宏
発行所　フォレスト出版株式会社
〒162-0824 東京都新宿区揚場町2-18 白宝ビル5F
電話 03-5229-5750（営業）
03-5229-5757（編集）
URL https//www.forestpub.co.jp/
印刷・製本　日経印刷株式会社

ISBN 978-4-86680-131-5 Printed in Japan